Dr. Martyn Lloyd-Jones

BIBLISCHE HEILUNG UND MEDIZINISCHE THERAPIE

Dr. Martyn Lloyd-Jones

Biblische Heilung und medizinische Therapie

Verlag C. M. Fliß
Lütt Kollau 17, 2000 Hamburg 61

1. Auflage 1989
Originaltitel: Healing and Medicine

ISBN 3-922349-52-8
Übersetzung: Ingo Rothkirch, Drestedt
Satz: Knipp EDV-gesteuerter Lichtsatz, 5802 Wetter 2
Umschlag: Wepler + Burfeind, Hamburg
Illustration: A. Somnitz

INHALTSVERZEICHNIS

EINLEITUNG

Was auf den folgenden Seiten zu lesen ist, sind Auszüge aus Schriften und Reden von David Martyn Lloyd-Jones[1], mit denen er sich sowohl an eine praktizierende Ärzteschaft als auch an Studenten gewandt hat. Durch seinen vollmächtigen Predigtdienst von der Kanzel der Westminster Chapel in London hat er sich innerhalb von dreißig Jahren weltweit einen Namen gemacht. Er war bereits Mediziner, als er seinen geistlichen Dienst aufnahm. 1927 kehrte er seiner Laufbahn in der Medizin den Rücken. Es war zu einer Zeit, da sich für ihn bereits die Karriere eines namhaften Gutachters auf diesem Fachgebiet abzeichnete. Auch wenn er sich einer neuen Aufgabe zuwandte, so blieb er doch das ganze Leben lang seinem ursprünglichen Beruf verhaftet. Sein Interesse an medizinischer Forschung hielt er beständig wach, indem er nicht nachließ, die wichtigste medizinische Fachliteratur zu konsultieren. Seine Wegrichtung änderte sich nur deswegen, weil es für ihn einen vorrangigen Anspruch gab, nämlich die Forderung, in den geistlichen Dienst zu treten.

Die Stärke von Dr. Lloyd-Jones lag immer darin, daß er es verstand, die Zentralaussagen der Bibel in ihrem Kern zu erfassen und diese dann sehr präzise auf eine gegebene Situation anzuwenden. Wenn er oben auf seiner Kanzel stand, dann war ihm abzuspüren, daß er sich mit seinem scharfen Verstand ganz der Aufgabe verschrieben hatte, den Zuhörern die genaue Auslegung des Textes von seinem Umfeld her nahezubringen. Seine Fähigkeit zu lehren war so ausgeprägt, daß er wenig Ausschmückendes hinzufügte. Er verspürte keineswegs die Notwendigkeit, das biblische Material durch die große Literatur oder durch Anekdoten zu bereichern. Das Ergebnis war, daß kaum jemand den behandelten Text mit seiner Aussagekraft

---

[1] Pastor David Martyn Lloyd-Jones (1899-1981), Dr. med.(1923), Mitglied der Königlichen Ärztekammer (1925). Ehemals Assistenzarzt am St. Bartholomew Krankenhaus, London. Pastor an der Sandfields Kirche der Presbyterianer, Aberavon (1927-1938). Pastor an der Westminster Chapel, London (1938-1968).

vergessen konnte, weil dieser sich so ganz aus dem historischen Umfeld dem Zuhörer erschloß. Ein inzwischen bekannt gewordener australischer Chirurg, der nach seinem Studium einige Jahre in London verbracht und in dieser Zeit regelmäßig Westminster Chapel besucht hatte, gab später einmal folgenden Kommentar: „Ich hatte immer den Eindruck, dort an einem richtigen Theologie-Seminar teilzunehmen. Ich kann hinterher sagen, daß er mir sehr viel gegeben hat."

Der Kanzeldienst von Dr. Lloyd-Jones wirkte sich in vielerlei Hinsicht segensreich aus. Von größter Tragweite war aber wohl sein Einfluß auf die University Christian Unions und ganz allgemein auf Angehörige der unterschiedlichsten akademischen Berufe. Einen Großteil seiner Freizeit verwandte er darauf, sich jener Nöte anzunehmen, die Theologie-Studenten und junge Pastoren an ihn herantrugen. Aber auch Studenten der Medizin und Neulinge im Arztberuf gehörten zu denjenigen, die sich mit ihren Anliegen an ihn wandten. Dr. Lloyd-Jones hatte sich in das Studium der Theologie und der Kirchengeschichte vertieft und war immer dann in seinem Element, wenn er sich mit dem Scharfsinn seines Verstandes der Probleme jener annehmen konnte, die kurz vor der Ordination standen oder vielbeschäftigt ihren Pastorendienst versahen. Ein Beispiel für sein Engagement stellt wohl die Erwiderung[1] auf Dr. William Sargants Buch „The Battle of the Mind" dar. Dieses Glanzstück lieferte er auf einer Pastorenkonferenz, und er gab damit den Anstoß zu einer aufschlußreichen Diskussion. Von 1939 bis zu seinem Ausscheiden aus dem Dienst brachte Dr. Lloyd-Jones jeden Monat einen ganzen Tag damit zu, für ein Unternehmen zu wirken, das sich schließlich zu einem stark beachteten Pastorenkonvent entwickelte. In jedem Herbst saß er auch noch einer Konferenz vor, die sich dem Studium und der Erörterung puritanischer Schriften widmete. Seine eigenen Arbeiten und die Tagesprotokolle von dieser Konferenz sind herausragend.

Auch wenn seine eigene Kirche ihr Recht forderte, auch wenn er wöchentlich durch das Land reiste, um andere Ge-

---

[1] Dr. Martyn Lloyd-Jones, CONVERSIONS: PSYCHOLOGICAL AND SPIRITUAL, Inter-Varsity Press, 1959.

meinden zu ermutigen, mußte er doch äußerst selten der Christian Medical Fellowship (CMF) seine Unterstützung versagen. Über fünfzehn Jahre lang war er Vorsitzender der medizinischen Studiengruppe innerhalb dieser Organisation. In dieser Position brauchte er seinem ruhelosen Forschergeist keine Zügel anzulegen, wenn es darum ging, unzureichend bestätigte „Ergebnisse" abzuweisen oder Aussagen zu hinterfragen, die lediglich auf dem beruhten, was landläufig geglaubt oder von einem Lehrbuch zum anderen ungeprüft abgeschrieben worden war. Aber auch hier waren seine eigenen Zusammenfassungen zu jedem Entwicklungsabschnitt dieser Arbeitsgruppe brillant. Die Ansprachen, die er auf den jährlichen Frühstückstreffen der Christian Medical Fellowship 1953 in Cardiff, 1956 in Brighton und 1965 in Swansea hielt, waren nach übereinstimmender Meinung die besten in der langen Reihe dieser Veranstaltungen.

Das, was hier nun schwarz auf weiß vorliegt, ist nur ein schwacher Abglanz von dem, was die persönliche Gegenwart dieses außergewöhnlichen Menschen ausstrahlte, denn bereits sein Tonfall überzeugte, aber eben auch seine scharfsinnige Gedankenführung. Natürlich bleibt dem Leser seine gekonnte Gestik verborgen, die mitwirkte, wenn er seine großen Erkenntnisse weitergab. Die Auswahl für den Druck ist nicht leicht, weil sich so manche markante Passage als Teil eines verwobenen Ganzen erweist. Doch bleibt zu hoffen, daß das, was am nachdrücklichsten in unsere gegenwärtige Situation spricht, hier nun vorliegt.

Dr. Douglas Johnson

EINS

DER ARZT ALS MENSCH[1]

Es ist mir gar nicht leicht gefallen, ein Thema auszuwählen, über das ich heute zu Ihnen sprechen könnte. Schließlich war es dann doch etwas Medizinisches, von dem ich mich habe leiten lassen. Es geht mir um ein Prinzip, dem, so bin ich sicher, Sie alle zustimmen werden und nach dem sie selbst bestimmt auch arbeiten. Die Grundregel, von der wir uns bei all unserem Handeln leiten lassen müssen, ist doch, dem Patienten das Beste angedeihen zu lassen. Ich möchte deshalb einmal über den Arzt selbst sprechen, dem diese Aufgabe gestellt ist. Der Beruf des Arztes ist mir immer noch so vertraut, daß mir bestimmte Versuchungen, die Angehörigen dieses Berufsstandes begegnen, geläufig sind.

Sollte ich die Versuchung nennen, die wirklich ernst zu nehmen ist, so würde sagen, daß es die Neigung ist, alles zu objektivieren, also alles in gebührendem Abstand zu betrachten. Bis zu einem gewissen Grad ist das wohl unumgänglich. Wenn ein Mediziner bei jedem Fall, mit dem er es zu tun hat, Gefühlstiefe zuließe, dann könnte er wohl kaum lange praktizieren; der Zusammenbruch ließe nicht lange auf sich warten. Er muß deshalb schon so etwas wie einen Schutzwall aufbauen. Ihm darf nicht alles gleich zu nahe gehen. Er muß sich selbst, seine Gefühlswelt vor den Angriffen schützen, die durch den beklagenswerten Zustand seiner Patienten ständig auf ihn einstürmen. An den Tod ist hier besonders zu denken. Das ist durchaus zu verstehen, und doch wird damit eine bestimmte Gefahr heraufbeschworen. Solche Schutzhaltung führt nämlich allzuleicht zu einem festgefahrenen Verhaltensmuster. Der Arzt muß sich so sehr heraushalten, daß alles

[1] Ausschnitt aus einer Ansprache, gehalten auf dem jährlichen Frühstückstreffen der Christian Medical Fellowship am 15. Juli 1953 während des Jahrestreffens der British Medical Association in Cardiff.

gar nicht mehr mit ihm selbst oder gar mit seinem eigenen Leben zu tun hat.

Irgendwo in Pembrokeshire soll ein Grabstein folgende Inschrift tragen: „John Jones — als Mensch geboren — als Lebensmittelhändler gestorben.“ Ich bin schon vielen begegnet, auf deren Grabstein eines Tages durchaus zu lesen sein könnte: „Als Mensch geboren — als Arzt gestorben“! Die größte Gefahr, der sich ein Mediziner gegenübergestellt sieht, ist, daß er sich in seinem Beruf verliert. Ich glaube tatsächlich, daß dies die eigentliche Versuchung des Arztes ist. Deshalb möchte ich Ihre Aufmerksamkeit auf das Gleichnis vom reichen Narren lenken, das in Lukas 12.13-21 nachzulesen ist.

In diesem Gleichnis zeichnet uns unser Herr ein Bild von einem Mann, dessen ganzer Stolz seine Weltklugheit war. Er war vorausschauend; er gehörte nicht zu denen, die sich allzu leicht von ihren Gefühlen leiten lassen; er war ein Mann, der, hatte er sich einmal etwas vorgenommen, es auch ausführte. Mit objektiver Distanz schaute er auf alles. Weitsicht und langer Atem im Leben waren etwas, worauf er stolz war. Er hatte für alles so gut vorgesorgt, daß nun der Tag kam, da er sich selbst auf die Schulter klopfen konnte. Alles lief gut. Es war die Zeit gekommen, da er sich zur Ruhe setzen und auf die bevorstehenden Vergnügungen der Freizeit freuen konnte. Solch ein Mann war das also. Doch wie urteilte der Herr über ihn? Für den Herrn war er ein Narr. Eine solche Bezeichnung ist scheinbar sehr hart und unangebracht; sie mag zunächst herzlos klingen. Doch unser Herr rechtfertigte mehr als genug das, was er über diesen Mann sagte. Dieser Mann war nämlich eine tragische Figur, denn er versagte an genau jenem Punkt, an dem er sich immer am stärksten gefühlt hatte. Sein Niedergang setzte genau dort an, wo er sich anderen gegenüber immer überlegen gefühlt hatte. Worin hatte er denn aber versagt?

Er war offensichtlich jemand, der etwas nicht zu Ende gedacht hatte. Und dabei war er doch ganz und gar vom Gegenteil überzeugt. Nach eigenem Dafürhalten hatte er alles bis ins Letzte vorbereitet und jede Eventualität bedacht. Doch unser Herr erkannte, daß dies eben nicht der Fall war. Das, was dieser Mann sich an Gedanken gemacht hatte, war ausgesprochen detailliert, gründlich und klar umrissen, aber eben nur bis zu einem bestimmten Punkt. Die Tragik war, daß er dort aufhörte weiterzudenken, wo es entscheidend wurde. Gegen die Unumstößlickeit des Todes hatte er nämlich keine Vorsorge getroffen. Für sein ganzes Leben hatte er zwar ein Programm ausgearbeitet und doch dabei vergessen, daß es nicht ewig währt.

Es ist schon eine sonderbare Sache, daß wir alle offensichtlich dazu neigen, die Dinge, die uns so dicht vor Augen stehen, zu übersehen. Und ich möchte behaupten, daß gerade der Durchschnittsmediziner mit dieser Eigentümlichkeit behaftet ist.

Viel öfter als jeder andere hat er es mit dem Tod zu tun. Doch nimmt er ihn dabei überhaupt noch wahr? Bedeutet dieses Faktum etwas für ihn, wirkt es auf sein tägliches Leben zurück? Ganz genau an diesem Punkt beginnt nämlich das Auf-Distanz-Gehen seinen verhängnisvollen Einfluß auszuüben. Diese Angewohnheit, die sich so unbemerkt einschleicht, verhindert es, daß wir uns dem stellen, was uns da zweifellos täglich entgegentritt. Wir verschwenden einfach keinen Gedanken mehr daran. Ich sage Ihnen, daß ein Mensch, der an dieser Stelle versagt, ganz bestimmt die Bezeichnung verdient, die der Herr dem Mann im Gleichnis gegeben hat: Er ist ein Narr! Natürlich weiß ich, daß der praktizierende Arzt im allgemeinen ein Mensch ist, der auf Feinheiten achtet, ein nüchtern und praktisch denkender Mensch, der mit beiden Beinen im Leben steht. Was andere auch tun mögen, er sieht die Dinge, wie sie liegen auch gegen jeden Anschein. Und doch, selbst wenn er so sicher dazustehen scheint, versagt er doch öfter als jeder Angehörige einer anderen Berufsgruppe, wenn es darum geht, etwas wahrzunehmen, was ihm ständig vor Augen ist.

Sie mögen nun einwenden, der Tod interessiere Sie nicht. Ihr Anliegen sei das Leben und die Gesundheit. Das ist schon richtig, aber hören Sie einen Moment weiter zu. Im letzten Dezember hörte ich eine Vorlesungsreihe von einem Nestor der Medizin. In seinem Rückblick auf fünfzig Jahre im Dienste dieser Wissenschaft kamen drei Dinge vor, auf die er besonders stolz war, bei denen er wirklich das Gefühl hatte, etwas erreicht zu haben. Er hatte sich mit eugenischen Fragen beschäftigt, d.h. es ging ihm um die Erbgesundheit. Er wirkte auch für eine Anti-Lärm-Kampagne, und schließlich setzte er sich auch noch für eine Gesellschaft ein, deren Anliegen das würdige Begräbnis eines jeden Menschen war. Es ist sicher gerechtfertigt, wenn ein weiser, alter Mann als Angehöriger seines Berufsstandes hervorhebt, daß diese drei Dinge zu den wichtigsten im Leben gehören. Sein Interesse bestand zurecht, denn es geht um die drei Grundfragen, was mit einem Menschen geschieht, bevor er geboren wird, was mit ihm durch die Lärmflut geschieht, solange er auf der Welt ist und wie man mit seiner sterblichen Hülle umgeht, wenn er wieder gegangen ist. Es macht einen Unterschied, wie diese drei Faktoren im Leben eines Menschen auf dieser Erde gehandhabt werden.

Ich möchte mich ganz und gar dieser Denkweise anschließen. Gibt es irgend etwas, was das Leben nachhaltiger mitgestaltet als der Tod? Die Furcht vor dem Tod, seine ständige Drohgebärde, die durch ihre Unumstößlichkeit auf das Leben der Menschen und auf seine Familienbeziehungen einwirkt, mit all dem haben wir es zu tun. Der Tod gehört, ob wir es nun wahrhaben wollen oder nicht, zu den Faktoren im Leben, deren Machtentfaltung sehr groß ist. Welche Stellung Sie dieser Frage auch immer beimessen, es bleibt auf jeden Fall ein unentschuldbares Versäumnis, sich nicht mit der unausweichlichen Tatsache des Todes auseinanderzusetzen. Ich frage einfach einmal in die Runde: Sehen Sie dieser Tatsache bewußt ins Auge? Gehen Sie sogar noch weiter und fragen nach Sinn und Zweck, fragen danach, was zum Tod führt und was jenseits liegt? Welche Vorkehrungen treffen Sie persönlich? Unser Herr lehrte jedenfalls, daß jeder, der diesen Pfad nicht verfolgt, ein Narr ist.

Und es gibt noch etwas, was der Herr gegen diesen Mann vorbringt. Es ist dessen armselige Selbsteinschätzung. Schauen wir ihn uns an: Seine Scheunen waren zum bersten gefüllt mit Korn; sie waren inzwischen zu klein, um noch den Ernteertrag des Hofes aufzunehmen. In dieser Situation kehrt er in sich, und er spricht zu seiner Seele: „Seele, du hast viele Güter daliegen auf viele Jahre. Ruhe aus, iß, trink, sei fröhlich!" Hier klopft sich jemand selbst auf die Schulter. Wir sollten allerdings nicht übersehen, daß die Anrede seiner Seele gilt. Welche Vorstellung hat er von ihr? Das, was das Leben ausmacht, ist in seinem Denken eine Ansammlung von Besitztümern. Gegen diese Sicht muß ich als Mensch Protest einlegen. Und doch, ist solches Denken nicht inzwischen Allgemeingut geworden? Ich meine, daß dies die große Tragödie unserer Tage ist. Der Mensch hat jede Vorstellung davon verloren, was ihn als Lebewesen ausmacht. Dafür ist er einem Denken verfallen, durch das er sich selbst nur noch im Licht von Besitz und Erfolg sieht. Muß ich hier noch deutlicher werden? Ich denke aber, jeder weiß, wovon ich spreche.

Was ist Erfolg? Er bedeutet, voranzukommen und Ansehen zu erlangen. An sich ist nichts verkehrt daran. Wird Erfolg allerdings zur Hauptsache im Leben, so gerät er zur Tragödie. Gutes Geld zu verdienen, ein noch größeres und besseres Auto zu erwerben, diese oder jene Ehre zu gewinnen oder eine bestimmte gesellschaftliche Stellung einzunehmen, all das mag seine Berechtigung haben. Doch verliert sich ein Mensch, wenn er anhand solcher Dinge sein ganzes Wesen einschätzt. Ist das denn schon das wahre Leben? Ein Mensch mit solch einer Selbsteinschätzung entwürdigt sich selbst. Der Mensch ist ein Geschöpf, das zum Ebenbild Gottes geschaffen worden ist. Er ist schließlich nicht nur ein denkfähiges Tier. Es ist nicht nur sein Gehirn oder die Struktur seines Intellekts, die ihn ausmachen. Er ist vielmehr ein Wesen, das zum Umgang und zur Gemeinschaft mit Gott geschaffen worden ist. Er soll die Krone der Schöpfung sein und der Träger von etwas Unsterblichem. Er sollte für Gott dasein und in Gott auch seine Erfüllung finden.

Ich habe noch weiteres gegen diesen Mann vorzubringen. Bei all seiner Klugheit und Vorausschau, bei all seinen Schutzmaßnahmen hatte er doch für die Zukunft keine Sorge getragen. Als der Ruf erging, lag ihm die Welt noch zu Füßen. Es war wie bei einer Angina, deren Symptome Sie alle kennen. Ganz plötzlich überfällt sie jemanden, der sich gerade noch so wohl gefühlt hat. Ganz unvermittelt war der Schicksalsschlag da. Jener arme Irregeleitete, dessen ganzer Stolz sein Lebenswerk und sein Besitz war, stellte nun fest, daß er innerlich leer war. Er mußte auf jene lange Reise gehen, von der der Mensch niemals zurückkehrt, und er hatte keine Vorbereitungen getroffen.

Es steht nun einmal fest, daß der Mensch sterben muß und daß auf den Tod das Gericht folgt. Bei einem können wir ganz sicher sein: Dieses Tribunal wird nicht eine nachträgliche Erörterung dessen sein, was der Mensch alles in allem zurückgelassen hat. Es wird vielmehr untersucht werden, was er aus den Gaben gemacht hat, die Gott ihm geschenkt hat. Nicht ein einziger Mensch ist von der Verantwortung für die ihm anvertrauten Gaben befreit. Gottes Absicht ist es, daß alle jene Gaben zu seiner Herrlichkeit eingesetzt werden. Wir werden gerichtet je nach dem, was wir mit den uns anvertrauten Geschenken angefangen haben. Die Frage lautet also: „Was habe ich aus meinen Gaben gemacht?" Ein Mensch, der auf diese Frage nicht gefaßt ist, ist ein Narr.

Zu dieser Geschichte gibt es noch etwas zu bemerken. Dieser Mann schätzte eigentlich gar nicht richtig ein, was Reichtum im Grunde genommen ist. Für ihn war Reichtum immer nur materieller Besitz. Und doch steht fest, daß unser eigentlicher Reichtum darin besteht, daß wir mit unserem Gewissen Frieden geschlossen haben. Ein Mensch, dem plötzlich das Gewissen schlägt, würde alles in der Welt hingeben, nur um wieder inneren Frieden zu bekommen. Wie kann ein Mensch seine innere Stimme zum Schweigen bringen? Wie kann er jemals Trost finden, wenn er weiß, daß er Dinge getan hat, die ganz und gar verkehrt waren und daß Gott eines Tages Einblick verlangen wird?

Wie kann ein Mensch Frieden finden? Er kann es nur in der Frohen Botschaft von Christus. Hierin liegen die wahren Reichtümer; und diese zu erlangen heißt, ein Gefühl dafür zu bekommen, daß das Leben in dieser Welt Ziel und Zweck hat, daß es eben nicht allein darum geht, „über die Runden zu kommen." Unser Leben ist sozusagen das Vorzimmer zur Ewigkeit. Entdecken wir seine wahren Reichtümer, so erkennen wir schon in ihm, daß der Tod nicht das Ende ist, sondern daß er uns hinüberleiten wird, dorthin, wo wir Gott schauen werden. Jeder sollte das einmal ganz für sich durchdenken. Die Reichtümer, die von Gott kommen, haben reichlich Niederschlag im Neuen Testament gefunden. Und das Gute an ihnen ist, daß man sie nicht zurücklassen muß, wenn man stirbt. Sie geben uns alles und sind unser Trost im Sterben, dann, wenn alles zerbricht. Die wahren Reichtümer Gottes sind die Gaben „... einer lebendigen Hoffnung durch die Auferstehung Jesu Christi aus den Toten zu einem unvergänglichen und unbefleckten und unverwelklichen Erbteil, das in den Himmeln aufbewahrt ist für euch, die ihr durch die Kraft Gottes durch Glauben bewahrt werdet ..." (1. Petrus 1.3-5).

Ich lege es Ihnen ans Herz, daß dies die Dinge sind, über die jeder Arzt nachdenken sollte. Wir sind hier zusammengekommen, um darüber zu sprechen, wer unsere Patienten eigentlich sind, wo ihre Nöte liegen, was ihre Krankheiten sind und ihre Probleme, aber auch das, was sie wieder gesund macht. Ich habe versucht, Ihnen seelsorgerlich zu dienen als einer, der selbst einmal Mediziner war, der diesen Beruf liebt, aber auch alle, die ihm angehören. Ich beschwöre Sie, es nicht zuzulassen, daß Ihr Beruf Sie sich selbst vergessen läßt. Mögen Sie also niemals vergessen, daß auch Sie ein Mensch sind und nicht bloß ein Arzt.

ZWEI

DER GANZE MENSCH BEDARF DER HEILUNG[1]

Es ist mir immer Vorrecht und Freude gewesen, über vierzig Jahre lang ein Beobachter des medizinischen Berufsstandes zu sein. Dies ist ein faszinierendes Unterfangen gewesen. Obwohl ich im Jahre 1927 offiziell der Medizin den Rücken gekehrt habe, hat mein Interesse daran niemals aufgehört, und ich bin durch entsprechende Lektüre immer am Ball geblieben. Es mag manchen überraschen, welche Form diese Lektüre bei mir angenomen hat. In all den Jahren ist es mir zur lieben Gewohnheit geworden, jeweils am Samstagabend das ‚British Medical Journal' zu lesen. Ich möchte Ihnen auch erklären, warum ich mir dies zur Gewohnheit gemacht habe. Ich arbeite meine Predigten immer freitags und samstags aus. Wenn ich mich gedanklich allzu intensiv mit etwas beschäftige, kann es passieren, daß dies in einer Überaktivität ausartet. Ich mußte also etwas finden, was meine Gedanken zerstreut. Was ich gefunden habe, erzählte ich Ihnen bereits. Und es hat Wirkung gezeigt!

Ich möchte nun keineswegs jedem ans Herz legen, das ‚British Medical Journal' immer nur Samstagabend zu lesen, obwohl es dem einen oder anderen durchaus gut täte, denn meine Erfahrung, die ich immer wieder gemacht habe, wenn ich Ärzte vor Ort besuchte, lehrt mich, daß auf so manchem Ärzteschreibtisch irgendwo am Rand ein Stapel ungeöffneter Exemplare vom ‚Journal' liegt. Es gibt noch eine weitere medizinische Publikation, die ich einige Jahre lang gelesen habe, die allerdings einer andern Kategorie zuzurechnen ist. Diese Zeitschrift, es ist ‚The Practitioner' (Der praktizierende Arzt),

[1] Ausschnitt aus einer Ansprache, gehalten auf einem Bankett anläßlich einer Feier zum 25-jährigen Bestehen der Christian Medical Fellowship im Royal College of Physicians, London, am 21. Januar 1972.

habe ich allerdings nicht am Samstagabend gelesen. Dies tat ich vielmehr immer dann, wenn ich in guter Verfassung war, also nicht zur Beruhigung, sondern zur Anregung. Ich freue mich, dem Herausgeber bei dieser Gelegenheit meinen Dank aussprechen zu können, denn seine monatlichen Anmerkungen waren für mich immer sehr anregend und hilfreich. Immer wieder sind Gedanken daraus in meine Predigten eingeflossen. [Der Herausgeber war bei dieser Ansprache anwesend.]

Drei Aspekte des Wandels

Ich möchte heute über die Veränderungen sprechen, die seit der Gründung der Christian Medical Fellowship vor 25 Jahren stattgefunden haben. Wir haben eine der aufregendsten Zeitepochen der Menschheitsgeschichte durchschritten. Dies gilt nicht zuletzt für das, was die Medizin im Einklang mit der allgemeinen Entwicklung an praktischen Fortschritten hervorgebracht hat. Vor kurzem las ich eine Anmerkung von Peter Drucker, der in Amerika auf dem Gebiet des Managements eine Kapazität ist. Wie er feststellte, ist der Wandel in den letzten 25 Jahren beim Management und in der Betriebswirtschaft ganz erheblich gewesen. Vor dieser Zeit war das wichtigste, was jemand im Spitzenmanagement mitbringen mußte, die Erfahrung. Doch das ist nicht mehr der Fall. Heute ist Sachkenntnis gefragt, denn die technologische Entwicklung hat an Geschwindigkeit zugenommen. Man erwartet heute bei den Spitzenkräften nicht mehr so sehr Erfahrung und Allgemeinwissen. Vielmehr tritt die Kenntnis letzter Entwicklungen bei den wissenschaftlichen Methoden zur Betriebsführung in den Mittelpunkt. Mein Eindruck ist, daß diese Entwicklung in vielfacher Hinsicht auch in der Medizin Einzug gehalten hat. Und die Gründe sind ganz genau dieselben.

Es hat noch ein weiterer Wandel stattgefunden, und zwar auf einem Gebiet, das sich uns heute als Problem darstellt. Ich möchte mich dazu einer Ansicht anschließen, die in dem kürzlich erschienenen Buch „Genes, Dreams and Realities" von Sir McFarlane Burnett so klar umrissen geäußert wird.[1] Für ihn liegt es klar auf der Hand, daß sich der entscheidende Wandel, der sich in den letzten 25 Jahren vollzogen hat, dergestalt äußerte, daß die Krankheiten, die die Menschen von außen angriffen, weitgehend unter Kontrolle seien. Die Einführung der Antibiotika habe hier die entscheidende Rolle gespielt. Als Beispiele führt er die verschiedenen Infektionskrankheiten an. Diese seien mehr oder weniger kontrollierbar geworden. Bei den Krankheiten, die sich dieser Kontrolle noch entzögen, die also dem Mediziner auch in Zukunft noch Herausforderung genug sein würden, handele es sich um die inneren, degenerativen Krankheitsbilder. Die meisten davon seien im Vormarsch begriffen. Es ginge dabei um die verschiedensten Formen bösartiger Tumorerkrankungen, um Thrombosen der Herzkranzgefäße, Arteriosklerosen, Bluthochdruck und ähnliches. Diese Erkrankungen würden in der Zukunft das Hauptproblem für den Mediziner darstellen.

Ein dritter wichtiger Faktor, der einen Wandel bewirkt hat, ist die Einführung der staatlichen Medizin. (In Großbritannien ist das Gesundheitswesen im National Health Service staatlich organisiert und dabei für jedermann kostenlos. [Anm. d. Übersetzers]) Der National Health Service war natürlich etwas Revolutionäres, besonders im Bereich der ambulanten Versorgung. Ich hatte schon früher einmal Gelegenheit, mich bei einem solchen Vortrag hierzu zu äußern. Auch damals brachte ich meine Sorge über bestimmte Veränderungen zum Ausdruck. Inzwischen bin ich eigentlich nur noch beunruhigter. Um ein Beispiel zu nennen: Man kann gar nicht mehr sicher sein, daß der Hausarzt Hausbesuche macht. Jeder muß sich selbst zur Praxis oder zur Ambulanz begeben. Und das scheint mir doch schlechter ärztlicher Stil zu sein. Ich war einmal zufällig bei einem Arzt zu Besuch, als jemand anrief und meldete, sein Kind habe hohes Fieber. Damals herrschte gerade eine Masernepedemie in dieser Gegend. Trotzdem gab jener Arzt zu verstehen, man solle das Kind doch in die Praxis bringen. Ich dachte damals bei mir: „Genau so verbreitet man die Masern!" Erst heute sprach ich mit ein paar Freunden über dieses Thema, und ein Mann mischte sich in unser Gespräch

---

[1] McFarlane Burnett, GENES, DREAMS AND REALITIES, Penguin, 1973.

ein mit der Bemerkung: „Dazu läßt sich aber noch etwas sagen. An Wochenenden ist es fast unmöglich, ärztliche Hilfe zu bekommen!" All das gehört zu jenem Wandel, der sich in den letzten 25 Jahren vollzogen hat.

Unerfreuliche Tendenzen

Wenn ich so darüber nachdenke, sehe ich eine Reihe von Gefahren auf unseren Berufsstand heute zukommen. Die erste dieser Gefahren ist ein gewisser Berufseifer in der falschen Richtung. Schon viele Jahre ist er eine epidemische Erkrankung unseres Berufsstandes mit zunehmender Tendenz. Es gibt dafür eine Reihe von Gründen. Der wichtigste ist aber wohl das Anwachsen technischen Wissens, das zu einer immer stärkeren Spezialisierung führt. Ich sehe darin eine konkrete Gefahr. Indem Detailwissen zunimmt, wächst auch die Spezialisierung und damit auch jener Berufseifer in die falsche Richtung. Vor ein paar Tagen las ich einen interessanten und vielsagenden Artikel von Marshall McLuhan, jenem bemerkenswerten Kanadier, der uns in unserer Zeit sehr viel zu sagen hat. Er gibt uns eine neue Definition für den „Spezialisten." Ich bin ganz sicher, daß er an niemanden von uns hier gedacht hat, weder an Internisten noch an Chirurgen! Für ihn ist ein Spezialist jemand, „... der niemals kleine Fehler macht, solange er auf dem Weg zum großen Irrtum ist." Ich stimme dieser Definition zu. Sie ist eine heilsame Mahnung.

Der technologische Fortschritt wirft offensichtlich Fragen auf, denen sich jeder Mediziner stellen muß, der irgendwo religiös ist und ganz besonders jeder Christ. Ich denke, es gibt einen Punkt, da muß unser Experimentieren aufhören. Wir müssen uns den zweiten Teil des großen Gebotes in Erinnerung rufen, daß wir nämlich unseren Nächsten lieben sollen wie uns selbst. Laufen wir nicht Gefahr, dieses Gebot im Interesse von Wissenschaft und Wissenserweiterung zu verdrängen? Es ist der Patient, der Gefahr läuft, vergessen zu werden. Was für ein Recht haben wir, ein anderes menschliches Wesen um des „medizinischen Fortschritts" willen zu benutzen? Würden wir uns denn selbst so mancher Prozedur unterwerfen, die wir bestimmten Patienten zumuten? Wir gehen zwar davon aus, daß jeder von ihnen seine Zustimmung gibt, aber ist er denn immer dazu in der Lage? Hat er den Durchblick?

Der Patient wird übersehen

Es gibt zu viele praktizierende Ärzte, die mehr über die Anatomie und Pathologie der Menschen wissen als über deren Wesen. Wenn wir nur Lippenbekenntnisse zur „Ganzheitsmedizin" ablegen, laufen wir immer wieder Gefahr, dieses Konzept in der Praxis aus den Augen zu verlieren.

Dies ist etwas, was wir ständig im Gedächtnis behalten müssen. Der Patient als vollständiger Mensch und alles, was mit ihm geschieht, wird in der Praxis der Gegenwart kaum ganz erfaßt. Ich möchte hier McFarlane Burnett noch einmal zitieren:

„Eine wichtige Rolle in der technologischen und sozialen Krise spielt Folgendes: Gesellschaftliche Probleme wie die Drogenabhängigkeit und der subtilere Einfluß, der sich aus dem problemüberdeckenden Verlangen nach Alkohol, Tabak, Beruhigungsmitteln und Tranquillizern ergibt, werden eher hingenommen, als daß man darangeht, sie zu beseitigen.[1]"

Dies ist eine sehr tiefgründige Bemerkung. Wir neigen tatsächlich dazu, alles, was eigentlich untragbar ist, annehmbar zu machen, ohne wirklich nachzudenken, wie eine radikale Neuausrichtung möglich wäre.

Moralische Verantwortung

Des weiteren geht es um die Frage, welche Haltung wir zu Unmoral und Kriminalität einnehmen. Sie werden immer wieder feststellen, daß es der Mediziner ist, der als Schiedsmann hinzugezogen wird. Man sieht in ihm die Autorität, die zu

---

[1] Ebd.

entscheiden hat, wie z.B. in der Frage der verminderten Zurechnungsfähigkeit. Im Arzt wird der gesehen, der hierzu mit entsprechender Vollmacht etwas zu sagen hat.

In der Vergangenheit schätzte man die Allgemeinbildung höher ein, und diese schien auch ihren Dienst zu tun. Der erfahrene Praktiker der Medizin war ein weiser, alter Mann. Jedermann ging zu ihm, um seinen Rat zu hören. Er war ein Freund der Familie und kannte jeden. Aber der, der ihm nachgefolgt ist, kennt der noch alle? Dies sind die kritischen Punkte. Sicher könnte man jetzt einwerfen, jeder Arzt sei so gut wie der andere, solange nur die Infektion eines Organismus erkannt werde. Auch ich bin der Meinung, daß einer so gut ist wie der andere, wenn es darum geht, mit Sorgfalt ein Antibiotikum auszusuchen und zu verschreiben.

Entscheidend ist aber, daß es bei denjenigen Erkrankungen, deren Vormarsch wir festgestellt haben, es zunehmend wichtig wird, den Patienten gut zu kennen. Seine Familiengeschichte muß ergründet werden, und je mehr man über ihn und seinen Hintergrund weiß, desto eher wird man in der Lage sein, ihn zu behandeln.

Ich möchte noch einen anderen Gedanken aufgreifen. Sieht es nicht manchmal so aus, als brauche man den Patienten gar nicht mehr persönlich zu begutachten? Der Arzt kommt zu einem Patienten, den er vorher niemals gesehen hat, weil er zufällig Bereitschaftsdienst am Wochenende hat. Der Patient, der hier zu begutachten oder dort zu besuchen ist, ist aber eben nicht nur der fachlich zu betrachtende Organismus. Was die Verschreibungspraxis angeht, bin ich ziemlich sicher, daß die Computer uns bald die Arbeit abnehmen werden. Was uns im Moment aber hier interessiert, ist die Frage, wo gute Medizin anfängt.

Was macht den Arzt zu einem guten Mediziner? Er muß den rechten Blick für sein Gegenüber haben. Hier, wo sich zwei Menschen begegnen, reicht bloße Sachkenntnis nicht aus. Er muß Menschenkenntnis besitzen, er muß wissen, was einen ganzen Menschen ausmacht, und er muß das Leben in seiner ganzen Vielfalt kennen. Darüber hinaus muß er eine klare Vorstellung vom Tod besitzen. Dies sind nur die rudimentärsten Grundlagen. Wie kann man sich diese aber aneignen? Das ist die Frage, um die sich alles dreht. Und ich zögere eigentlich nicht zu behaupten, daß es nur der Christ ist, der diesem Ideal nahekommen kann bzw. ausreichend Grundwissen dafür mitbringt.

Humanismus und die Lehre Freuds sind am Ende

Allgemeinwissen ist nicht mehr gefragt; es ist unmodern geworden und hat seine Wertschätzung verloren. Humanismus und Moralismus versagen ganz. Es ist gar nicht so schwer, den Grund dafür ausfindig zu machen. Nach humanistischem Denken ist jeder Mensch, was die Moral angeht, für sich selbst das Maß aller Dinge. Wohl am vollmächtigsten hat Bertrand Russel Klage gegen den Humanismus erhoben, der zugestehen mußte, daß sein Leben jeden Sinn und Zweck verloren hatte. Dies ist unweigerlich der Punkt, an dem jeder Humanist irgendwann ankommen muß. Nach meinem Dafürhalten versagen Humanismus und Moralismus in erster Linie dort, wo sie es jedem einzelnen überlassen, seine Probleme selbst zu lösen. Alles, wozu beide Denkrichtungen imstande sind, ist, mir aufzuzeigen, daß dieses Unsinn und jenes rational erstrebenswert ist. Doch das Problem des Menschen ist nicht sein Mangel an rationaler Erkenntnis, denn es macht ihn ja keineswegs nur der Intellekt aus. Die eigentlichen Probleme liegen jenseits davon. Einen Rat zu geben, heißt noch lange nicht, auch dem eigentlichen Problem zu begegnen. Unsere heutige Welt führt uns das hinreichend vor Augen.

Wie steht es mit der Psychologie und der Psychiatrie und mit der Lehre Freuds im besonderen? Ich meine, daß die Lehre Freuds genauso wie die Lerntherapie und andere Wege der Psychologie an der allgemeinen Hoffnungslosigkeit teilhaben. Zur Untermauerung meiner Aussage möchte ich Freud selbst zitieren. Dies ist, was er einmal schrieb:

„Im Folgenden vertrete ich den Standpunkt, daß die Neigung zur Aggression im Menschen eine angeborene, unabhängige und instinktive Anlage ist. Der natürliche Aggressionstrieb im Menschen — die Feindseligkeit eines jeden gegen alle und die aller gegen den einen — steht dem Konzept der Zivilisation entgegen."

Nun, wenn dies so ist, könnten wir fragen, woher soll uns Hilfe kommen? Nach Freuds Auffassung gibt es tatsächlich keine. Wir befinden uns angeblich in einem Zustand vollkommener Hoffnungslosigkeit. Wie sagte er doch: „Der Mensch, so wie er nun einmal ist, widersteht vom Instinkt her dem Konzept der Zivilisation!" Im gleichen Zusammenhang fährt er fort, indem er behauptet, der Aggressionstrieb sei vom Todestrieb herzuleiten, von der „Todessehnsucht". Ist das nicht eine glatte Bankrotterklärung?

Dies betrifft aber auch viele nicht-christliche Religionen in der Welt. Sie sind alle zutiefst pessimistisch und weisen keinen hoffnungsvollen Weg. Und genau hier stellt sich mir der christliche Glaube als absolut einzigartig dar. Er zeigt eine Hoffnung auf sowohl für den Arzt als auch für den Patienten. Worauf gründet sich das, was ich hier sage? Es ist die Autorität, die dem christlichen Glauben innewohnt. Was als erstes in dieser Welt gebraucht wird, ist wirkliche Autorität. Sie ist der Schlüssel zu allem Mangel. Jedermann tut, was in seinen Augen recht ist. Man setzt sich über alle Formen der Autorität hinweg; man haßt sie regelrecht. Wo können wir aber noch die dringend benötigte Autorität finden? Die Zeit erlaubt es mir heute nicht, aber es wäre nur allzu leicht aufzuzeigen, daß es keine vollmächtigere Lebensschau gibt als die, die wir in der Bibel finden. Die Bibel hat niemals zu verstehen gegeben, daß die Welt aus sich selbst heraus immer besser werden würde. Nein! Nur die Philosophie hat so etwas kundgetan und die Pseudowissenschaften von Charles Darwin und T.H. Huxley. Die Bibel bekräftigt dagegen fortwährend, daß der Mensch bleiben wird, was er immer gewesen ist, bis er bereit ist, sich dem christlichen Wirkungsbereich auszusetzen.

Verbreitet geht man heute davon aus, daß es so etwas wie Sünde nicht gibt. Alles könne man medizinisch erklären. Dieser Irrweg wird die Grundmauern unserer Gesellschaft gefährden, aber auch das Leben in der ganzen Welt. Wir müssen realistisch genug sein und der Tatsache ins Auge sehen, daß im Menschen ganz eindeutig das Böse wohnt. Es gibt Menschen, bei denen medizinisch alles in Ordnung ist, und doch sind sie böse; und sie haben ihren Spaß daran, Böses zu tun. So würden sie z.B. um des Geldes willen alles machen. Wir müssen bereit sein, diesen Dingen Geltung zu verschaffen. Andererseits dürfen wir es nicht zulassen, daß falsches Gedankengut weiter Verbreitung findet und so alles Leben ruiniert.

Was dabei herauskommt

Wenden wir uns nun der Zukunft zu. Welche Hoffnung hat der Mensch? Genau hier haben wir die Gelegenheit, der einzigartigen Botschaft des christlichen Glaubens zu begegnen. Sie gibt uns nicht nur guten Rat, sie ist nicht lediglich Moral und Ethik noch eine höhere Lebensauffassung. In dieser Botschaft steckt vielmehr die Lehre, die die wahre Natur und den Zustand der Menschheit richtig einordnet. Um es biblisch auszudrücken: Uns wird klipp und klar erklärt, daß ein Mensch „wiedergeboren" werden kann und daß eine radikale Umkehr in der Seele des Menschen möglich ist. Er kann also ein neuer Mensch werden. Das ist erstaunlich, aber wahr. Die Geschichte kann mit einer endlosen Kette von zum Teil spektakulären Beispielen hierfür aufwarten. Und nicht nur eine Elite ist betroffen. All das ereignet sich unter Menschen wie du und ich. Da gibt es Hoffnung für den Drogenabhängigen, für den Alkoholiker und für jeden einzelnen, der ein Knecht irgendeiner Sünde geworden ist. Wir finden hier eine Dynamik vor, die sich als Kraft Gottes zur Erlösung darstellt. Durch sie wird uns ein wichtiger Teil unserer Berufung geschenkt. Auch wenn wir uns einer unbekannten Zukunft gegenübergestellt sehen, so erkennen wir doch jenen Problemkreis, der zunehmend an Bedeutung gewinnen wird. Und ich gehe davon aus, daß dieser auch in der Medizin um sich greifen wird, denn wir haben es in ihr mit dem ganzen Menschen zu tun.

Ich denke gerade daran, wie vor 48 Jahren mein alter Lehrer Lord Horder mich eines Tages fragte, ob ich nicht während der Sommerferien etwas für ihn tun könnte. Es ging ihm um folgendes: Er hatte zu jener Zeit eine Patientenkartei, die lediglich nach Zunamen geordnet war. Er wurde damals immer wieder gebeten, eine Vorlesung oder eine Ansprache zu halten. Sein Problem war nun, daß, wollte er sich auf einen bestimmten Fall beziehen, er sich auf sein Gedächtnis verlassen mußte. Dieses war bei ihm außergewöhnlich, und er hatte nicht nur jeden einzelnen Fall parat, er konnte sie alle auch mit den entsprechenden Namen in Verbindung bringen und so in der Kartei nachlesen. Doch nun, in den Fünfzigern angelangt, befürchtete er, sein Gedächtnis könnte ihn eines Tages im Stich lassen. Seine Bitte war also, daß ich durch seine Kartei ginge, um eine neue, nach Erkrankungen geordnete zu erstellen, die jeweils auf die Namen hinweisen würde. Würde man ihn also in Zukunft um eine Vorlesung bitten, so könnte er von den geordneten Krankheitsbildern aus auf Patientennamen und deren Krankengeschichten stoßen.

Ich machte mich also an die Arbeit. Und es wurde zu einem meiner besten Ausbildungabschnitte, die ich je erhielt. Es gab da etwas, was mich in Erstaunen versetzte und mich sehr nachdenklich stimmte. In dieser Praxis lautete in über 50% der Fälle die Diagnose: „Ißt zu viel", „trinkt zu viel", „geht zu viel tanzen", „bekommt zu wenig Schlaf", „ist unglücklich zu Hause". Ich weiß noch, wie ich mit ihm diese Problematik durchsprach, als ich ein Wochenende bei ihm zu Hause verbrachte. Nachdem ich das Thema angeschnitten hatte, diskutierten wir das ganze Wochenende darüber. Mein Standpunkt war, daß wir all diese Leute behandeln müßten. „Nun, mein Lieber", sagte Lord Horder, „genau da liegen Sie falsch! Wenn es diesen Leuten gefällt, uns für so gut wie keine Leistung zu bezahlen, dann sollen sie nur. Dann können wir uns nämlich auf die restlichen 35% medizinisch fachgerecht konzentrieren." Ich entgegnete damals, daß die Behandlung dieser anderen Leute eben auch medizinisch fachgerecht sei. Es seien doch schließlich alle irgendwo krank. Auf jeden Fall ginge es ihnen nicht gut, sonst hätten sie wohl kaum mit ihrem Hilfeersuchen beim Arzt — vielleicht sogar bei mehreren — vorgesprochen.

Wir hatten hier ein Gebiet angeschnitten, das heute unter dem Begriff „psychosomatische Medizin" geläufig ist. Ich bin der festen Überzeugung, daß sich die oben geschilderte Praxissituation in der Zukunft nur noch verfestigen wird. Jeder in der Medizin Tätige muß begreifen, daß es mehr und mehr darum geht, den ganzen Menschen zu behandeln. Die unterschiedlichsten Antibiotikatypen und die Aufstellung von Computern werden sicher dem Arzt einen guten Dienst erweisen. Doch kann ich mir kaum den Tag vorstellen, an dem der

Computer den Chirurgen ersetzt; auf keinen Fall wird er den behandelnden Arzt verdrängen können. Dies ist eine unumstößliche Tatsache. Wozu wir also berufen sind, ist, daß wir selbst ganzheitliche Menschen werden, die dadurch auch wieder mit einem ganzen Menschen umzugehen wissen, wenn er als Patient kommt. Wir müssen begreifen, was vom Grundsatz her falsch ist. Lassen Sie uns über das hinausgehen, was die Apparatemedizin und die meisten modernen Therapien bieten können. Nur so werden wir den Menschen *den* Weg weisen, den einzigen Weg zum vollgültigen Menschen.

DREI

WIRD DAS KRANKENHAUS DIE KIRCHE ERSETZEN?[1]

Das Thema, zu dem ich gebeten worden bin, heute zu sprechen, wirft eine Frage von größter Tragweite auf. Es geht nicht nur die Ärzteschaft und das Verwaltungspersonal im Krankenhaus an, sondern auch jeden anderen. Im Fordergrund unseres Themas steht die Beobachtung, daß heute etwas fast unmerklich in Gang gekommen ist, was der Kirche ihren Platz streitig machen will. Doch es bleibt zu fragen, ob das, was sich da durchsetzt, auch der Menschheit dienlich sein wird.

Die Zukunft des Krankenhauses

Daß unsere Frage nach der Zukunft des Krankenhauses sehr ernsthaft in medizinischen Kreisen diskutiert werden sollte, läßt sich daran erkennen, daß zunehmend überall dort, wo Ärzte und Krankenhauspersonal zusammenkommen, dazu auf die eine oder andere Weise Stellung bezogen wird. Im Mai letzten Jahres (1968), auf einer Konferenz der Delegierten aller Krankenhausträger, verlautete folgendes:

„Das Krankenhaus ist heute ein Modell, dem sich die Soziologen immer stärker zuwenden. ... Da die religiösen Beweggründe im Abnehmen begriffen sind und das Weltliche in der Gesellschaft an Boden gewonnen hat, ist es das Krankenhaus, das die Stellung der Kirche einnimmt. ... Die Institution ‚Krankenhaus' hat zwar eine etwas unrühmliche und zum Teil verschwommene Geschichte, die noch einmal ordnungsgemäß zu schreiben wäre, doch trotz dieser Vergangenheit tritt das

[1] Ausschnitt aus einer Ansprache vor der Christian Medical Fellowship in der Royal Commonwealth Society's Hall, 19. März 1969

Krankenhaus auf den Plan, nicht als letzter Zufluchtsort der Menschheit, aber doch als wichtigste Institution unserer Zeit."[1]

Bei anderer Gelegenheit formulierte Lord Todd es so: „Mit dem allgemeinen Niedergang religiöser Frömmigkeit hat der Arzt die Vertrauensposition eingenommen, die früher der Priester innehatte ..."[2] Das Krankenhaus hat schon so manche Aufgabe der Kirche übernommen. Wird nichts anderes übrig bleiben, als daß es mehr und mehr davon übernimmt? Landläufig scheint man dieser Meinung zu sein. Was ich beitragen will, ist, die Frage aufzuwerfen, ob dies überhaupt wünschenswert ist oder gar der Wahrheit entspricht.

Historischer Rückblick

Am ehesten werden wir unserem Thema gerecht, wenn wir es geschichtlich beleuchten. Denn genau hier werden die entscheidenden Fakten allzuoft vergessen. Das ist typisch für unsere Zeit. Menschen stellen falsche Behauptungen auf, weil sie die geschichtlichen Gegebenheiten übersehen oder einfach nicht zur Kenntnis nehmen wollen.

Tatsache ist, daß es zumindest in Westeuropa die Kirche war, die das Krankenhaus gegründet hat. Es waren Christen, die aus ihrem Mitleid für die Kranken und Leidenden heraus das Gefühl hatten, hier etwas tun zu müssen. Es ist wichtig, daß wir diese Tatsache im Auge behalten. Sicher hat nicht die Kirche ganz allein die Krankenpflege und damit die Medizin ins Leben gerufen, doch auch bei den Vorläufern der staatlichen Sozialfürsorge und im Bildungswesen hat sie ihren Dienst geleistet. Das sollte nicht vergessen werden. Der wissenschaftliche Humanismus, der sich dem Christentum entgegengestellt hat, hat kaum etwas Vergleichbares geleistet. Wir

---

1 Bericht von einer Konferenz, einberufen von Organisationen, die sich mit der Krankenhauspflege in Großbritannien und in Nordirland befassen, Mai 1968, Isle of Man (Privat zirkuliert).

2 Lord Todd, Ansprache, gehalten vor einer Versammlung der British Medical Association in Cheltenham, Oktober 1968.

sollten also jedem Humanisten die Geschichte vor Augen halten. Die Fürsorge am Menschen, körperlich, seelisch und geistlich, ist über die Jahrhunderte hinweg immer ein Merkmal der Christen und der organisierten Kirche gewesen. Es hat wohl hier und da auch andere Gruppierungen gegeben, die die guten Taten auf den Lippen geführt haben. Doch damit haben sie es meistens schon bewenden lassen.

Dieses Merkmal christlichen Handelns läßt sich auch anhand der jüngsten Geschichte illustrieren. Als die Entwicklungsländer entstanden, war der Krankenhausbau, die Errichtung von Schulen, die Einführung von Hygieneregeln und vieles mehr dem Anliegen und Eintreten der christlichen Kirche zu verdanken. Es wird also deutlich, daß das, was für die Geschichte galt, sich wiederholte, und zwar ganz besonders im 19. Jahrhundert, als die Kirche ihre größten missionarischen Anstrengungen unternahm.

Das waren die Anfänge. Doch im Laufe der Zeit hat sich ein Wandel vollzogen. Jene wohltätigen Funktionen wurden von ihrer Mutterorganisation getrennt. Es trat eine zunehmende Verweltlichung ein, und nach einer gewisssen Zeit fingen besonders in Europa jene an, medizinisch zu praktizieren, die nicht mehr ordinierte Funktionsträger in der Kirche waren oder die ihr gar nicht mehr angehörten. Sie und zunehmend auch freiwillige Körperschaften übernahmen allmählich die Krankenversorgung, bis, wie wir alle wissen, diese in die Hände des Staates übergegangen war.

Gegenwärtig sehen wir uns mit einer neuen Lage konfrontiert. Die Kraft der Kirche erlahmt. Die Frage, die sich deshalb stellt, lautet: Kann das Krankenhaus jetzt die Funktionen der Kirche ganz übernehmen? Im medizinischen Bereich hat dieser Wechsel ja bereits stattgefunden. Kann das Krankenhaus nicht auch noch den Rest übenehmen, so daß die Kirche in ihrem Formtief endlich abtreten kann? Mein Anliegen ist es, zu beweisen, daß solch ein Ende weder möglich noch wünschenswert ist.

Die Kirche wird gebraucht

Zunächst einmal möchte ich herausarbeiten, daß die Vorstellung, das Krankenhaus könnte die verbleibenden Aufgaben der Kirche übernehmen, auf einer völlig falschen Einschätzung der Kirche beruht. Allerdings füge ich ohne Zögern hinzu, daß die Kirche selbst maßgeblich schuld an dieser Fehleinschätzung hat.

Wie sieht dieses schiefe Bild aber aus? Es ist sehr mannigfaltig. Es gibt Menschen, für die ist die Kirche nichts anderes als ein Teil unserer Landestradition. Man besucht die Kirche weil es sich so gehört und weil es immer noch Ausdruck gesellschaftlicher Gesittung ist. Der Tagesablauf wäre nicht vollständig ohne Gottesdienstbesuch, wobei natürlich zu hoffen bleibt, daß dieser angemessen kurz gehalten ist, denn der Sonntagsfrühschoppen will schließlich auch noch besucht sein. Es gehört eben alles zum gesellschaftlichen Umfeld.

Eine etwas höhere Einschätzung ist die, welche die Kirche als Diener des Staates sieht. Ihre Hauptfunktion sei es, sich für uns nützlich zu machen. Man brauche sie schließlich für die Taufe, zur Hochzeit und zum Begräbnis. Andere Institutionen könnten dies keineswegs genauso gut erledigen. Das Standesamt sei für die rein rechtliche Seite zuständig, aber das, was die Kirche tue, verleihe dem ganzen doch schließlich sehr viel mehr Würde. So schätzt man also den Nutzen der Kirche, wenn es um Heirat, um Taufe und natürlich um den Tod geht. Darüber hinaus mag die Kirche durchaus einmal einen nationalen Gebetstag ausrufen, wenn es Krieg gibt oder es sonst mit der Nation nicht zum Besten steht.

Um auf der Bewertungsskala noch eine Stufe höher zu steigen, möchte ich jene erwähnen, die noch an die Kirche glauben, weil, so wird gesagt, sie durch ihre Lehre einen moralischen Einfluß ausübe. Schließlich brauche man Disziplin in der Gesellschaft, und die Kirche könne hier ihren Beitrag leisten. Es gibt aber auch jene, die noch weitergehen. Sie gestehen der Kirche zu, sie bringe immerhin eine gewisse Gottesvorstellung, ein höheres Wesen ein. Und es tue den Menschen gut, so etwas zu haben.

Dies waren Bewertungen, die mehr die allgemeine Funktion der Kirche betrafen. Es gibt aber auch eine mehr persönliche Sicht. Für andere gehört es nämlich zu den Hauptfunktionen der Kirche, eine Art Therapie anzubieten. Man hat die Beobachtung gemacht, daß sich schon das Betreten der Kirche beruhigend auswirkt und folgert daraus, daß dies bereits einen konkreten therapeutischen Wert an sich darstelle. Es sei möglich, aus der einstürmenden Vielfalt der Welt herauszutreten, in ein Gebäude hinein, das so ganz in anheimelnd religiöses Licht getaucht ist, um dabei eine gewisse Beruhigung zu erfahren. Die Nerven würden sich entspannen und die Gefühle in angenehmere Gefilde hinübergleiten. Und schließlich gäbe es ja noch die Gottesdienste, die, so wohlgeordnet, den Gesang pflegten. All das würde uns guttun. Aber ist das Ganze nicht doch nur eine schöne Form von Weltflucht? Es wird in diesem Zusammenhang viel von Liebe, Freundlichkeit, guten Taten und von Zuneigung geredet. In unserer zerrissenen Welt seien diese Dinge von therapeutischem Wert und förderten die Gesundheit. Dies sei, so meint man, die Existenzberechtigung der Kirche, und sie habe ihre Aufgabe bisher ganz gut gemeistert.

Wenn es darum geht, persönliche Nähe herzustellen, so hat sich der pastorale Dienst für das tägliche Leben als nützlich erwiesen. Daß bisher immer ein Pfarrer zur Verfügung gestanden hat, ist sicher wertvoll gewesen, denn er war der Ansprechpartner, wenn man bei jemandem um Mitgefühl nachsuchen wollte. Er ist der Mann, der, mit viel Zeit ausgerüstet, immer ein offenes Ohr hat. Die meisten Menschen schätzen es, wenn jemand bereit ist, ihnen zuzuhören. Jene, die in Schwierigkeiten stecken, erlangen oft schon hinreichend Hilfe, wenn man es ihnen nur ermöglicht, sich auszusprechen. Ein Katholik kann zur Beichte gehen, und das, so hört man, tue der Seele gut. Der zugrunde liegende Gedanke dabei ist, daß hier etwas Therapeutisches geschieht. Und in dem einen oder anderen Fall ist den Menschen bei der Bewältigung ihrer Lebensprobleme sicher auch Hilfe zuteil geworden.

Das Krankenhaus als Ersatz

Es ist inzwischen eine neue Lage entstanden. Der Kirchenbesuch nimmt ab. Es stellt sich also durchaus die Frage, ob das Krankenhaus alle Aufgaben der Kirche übernehmen kann, so daß diese nicht mehr gebraucht wird. Meine Antwort ist und bleibt, daß solch ein Gedanke nur aufgrund einer falschen Einschätzung der kirchlichen Funktionen aufkommen kann. Hier kann allein die Illusion zugrunde liegen, das Krankenhaus könne diese Dienste leisten und das natürlich ohne den ganzen zeremoniellen „Zirkus" und ohne den dogmatischen Überbau. Warum kann ich hier so klar widersprechen? Hier meine dreifache Antwort.

1. Mangelndes Vertrauensverhältnis

Zunächst einmal muß die Kompetenzfrage gestellt werden. Die Tatsachen sprechen jedenfalls gegen die allumfassende Kompetenz des Krankenhauses. Würde man diese annehmen, man täte dem Arzt von früher und auch dem Praxisarzt erheblich Unrecht. Ganz unbestritten hat der praktische Arzt fast eher pastoral gearbeitet als der Pfarrer selbst, wenn man einmal von den rein gottesdienstlichen Aufgaben absieht.

An dieser Stelle kann ich meine eigenen Erfahrungen einbringen. Ich denke, eine der häufigsten Bemerkungen, die mir gegenüber geäußert worden sind, seit ich Pastor bin, lautete: „Ich kann Ihnen das ja erzählen, weil Sie auch Arzt sind." Worauf ich hinaus will, ist dies: Wäre ich nicht Arzt, man hätte mir so manches Mal etwas verschwiegen. Das unterstützt meine Auffassung, daß der praktische Arzt, zumindest in der Vergangenheit, eine Art Vaterfigur war. Er ist der Ratgeber der Familie gewesen, ihr Wegbegleiter, Philosoph und Freund. Die meisten von uns erinnern sich sicher noch an diesen Typ des praktischen Arztes.

2. Unpersönliche Atmosphäre

Ich komme nun zu einem Punkt, an dem ich nicht mit Kritik am Krankenhaus und am medizinischen Personal sparen kann. Ich werde nicht umhin können, auch eine gewisse Portion Ironie mit ins Spiel zu bringen. Ich bedaure, es sagen zu müssen, aber ich verbringe meine Zeit mehr und mehr damit, Leuten zuzuhören, die sich darüber beschweren, daß die Ärzte immer unpersönlicher und mechanischer in ihrem Umgang mit dem Patienten werden.

Die Patientenschaft äußert sich vielmehr mit zunehmendem Freimut. Man hat ihnen das Gefühl gegeben, sie seien nichts anderes als Versuchskaninchen. Der medizinisch Ratsuchende läßt vieles mit sich machen und wird dabei als Mensch vergessen.

a) Mangelnde Kommunikation Ein weiter Vorwurf, der immer wieder laut wird, betrifft die Tatsache, daß beim Arzt nichts in Erfahrung zu bringen ist. Werden ihm Fragen gestellt oder wird er um Erläuterung gebeten, so fällt die Antwort oft unwirsch aus. Er scheint immer viel zu beschäftigt zu sein. Und die Patienten und die Angehörigen beschweren sich, daß sie nichts in Erfahrung bringen können. An dieser Stelle möchte ich Sie daran erinnern, daß der Vorschlag lautet, gerade solche Ärzte sollten doch die Funktion eines Geistlichen übernehmen, weil jemand gebraucht werde, der zuhören könne und Mitgefühl entwickele! Es scheint mir doch eher so zu sein, daß eben jene Krise, durch die die Medizin gegenwärtig geht, eine abschlägige Antwort auf die Anregung gibt, das Krankenhaus solle die Aufgaben der Kirche übernehmen.

b) Überarbeitung Der allgemeine Eindruck ist, daß derArzt heutzutage viel zu viel arbeitet. Dies trifft, wie man mir berichtet hat, ganz besonders auf den Klinikarzt zu. Doch auch von den Schwestern hört man dasselbe. Sie seien heute nicht mehr die „Schwestern" im herkömmlichen Sinne. Und es stimmt, sie sind schon halbe Ärzte, sehr wissenschaftlich, mit Wissen vollgestopft und sehr gut im Spritzegeben und im Dosieren der Medikamente. Doch sie haben offensichtlich jene Mütterlichkeit verloren, die früher eine gute Krankenschwester ausmachte. Das Pflegerische ist auf dem Rückzug, wogegen die wissenschaftliche Kenntnis zunimmt. Man muß zugestehen, daß dieses Problem unumgänglich zu sein scheint, weil die medizinisch-chirurgische Behandlung immer höher technisiert wird. Doch auch die Personalprobleme werden immer akuter. Was ich damit sagen will, ist, daß das Krankenhaus immer unpersönlicher wird und damit nicht in der Lage ist, die Kirche abzulösen.

c) Die Praxis vor Ort Nun mag man sich fragen, wie es denn beim praktischen Arzt aussieht. Hier ist die Lage nicht viel besser. Die Entwicklung zur Gemeinschaftspraxis hat dazu geführt, daß der Patient eine Situation vorfindet, in der er nicht immer beim selben Arzt vorsprechen kann. Das trifft besonders für die Wochenenden zu. Der persönliche Hausarzt hat nur noch alle fünf oder sechs Wochen Bereitschaftsdienst. Treten mehrere Notfälle gleichzeitig auf, wird ein fremder Arzt vorbeischauen, der den Patienten vielleicht noch nie gesehen hat und der über die Krankengeschichte überhaupt nichts weiß. Hier löst sich die persönliche Beziehung zwischen Arzt und Patient auf. In jedem Falle hat sich die Praxissituation stark verändert. Früher kam der Doktor vorbei, setzte sich hin und plauderte mit dem Patienten. Heute geht es nur noch darum, Formulare auszufüllen, geht es nur noch um Tabletten, Spritzen und Operationen. Und alles wird so schnell erledigt, daß der Patient, ehe er sich's versieht, schon wieder draußen ist!

Wenn dies die Situation ist, mit der wir zu rechnen haben, so können wir zweifellos davon ausgehen, daß das Krankenhaus keineswegs in der Lage ist, auch nur einen der erwähnten Wirkungsbereiche der Kirche zu übernehmen. Hinzu kommt noch, daß inzwischen auch die praktizierenden Ärzte am Ort vermehrt das Klinikmodell übernehmen und so immer weniger bereit sind, Hausbesuche zu machen. So wird das Verhältnis zwischen Arzt und Patient immer unpersönlicher. Ich behaupte deshalb sicher zurecht, daß das Krankenhaus eher immer weniger imstande sein wird, an die Stelle der Kirche zu treten.

3. Psychiatrie und Psychotherapie

Ich wende mich nun noch Grundlegenderem zu. Den dritten und noch radikaleren Einwand, den ich vorzubringen habe, finden wir in seiner Grundaussage bereits in den Schriften von C.G. Jung. Er hat herausgefunden, daß es fast unmöglich ist,

Patienten zu helfen, die älter als 35 sind und die keinerlei religiösen Hintergrund mitbringen. Die Psychotherapie allein, so fand er heraus, ist nicht imstande, das Erforderliche zu bewirken. Es gibt in der Psychologie auch bereits eine Schule, die sich in den USA, aber auch in unserem Land ausgebreitet hat, der zufolge sich die Psychoanalyse als mehr oder weniger wirkungslos erwiesen hat. Immer stärker kommt man zu der Erkenntnis, daß das Schuldprinzip wieder ins Spiel gebracht werden muß. Praktiker wie O.H. Mowrer stellen immer wieder fest, daß sie selbst in ihrer psychotherapeutischen Praxis von Zeit zu Zeit den christlichen Pastor um Hilfe ersuchen müssen.

Das ist ernst zu nehmen. Es sind immerhin die Psychiater als Spezialisten der Medizin gewesen, die den Anspruch erhoben haben, gerade sie könnten auf der Ebene von Mensch zu Mensch helfen, so wie es weder Kirche noch irgend jemand anders vermögen würde. Nun sind sie selbst es, die zugeben müssen, daß in einer Reihe von Fällen ihre Therapie versagt. Darüber hinaus gibt es jene, die sich der gesamten Lehre Freuds inzwischen verschlossen haben. Immer mehr psychotische Zustände werden routinemäßig mit Drogen und mechanischen Prozeduren behandelt. Also selbst im Bereich der Psychiatrie verliert das Verhältnis Arzt-Patient an Bedeutung. Man hört immer weniger vom freien Assoziieren, von der Tiefenanalyse und von ausgedehnten Therapiegesprächen.

Abgesehen von jüngsten Tendenzen, hat sich ein ganzer Behandlungsapparat nur mit einem bestimmten Patiententyp befaßt. Man hat sich auf jene beschränkt, die nach festgesteckten Grenzen eine psychische Erkrankung aufweisen. Es ist deshalb immer nur um einen bestimmten Aspekt im Leben des Menschen gegangen, nicht aber um den Menschen selbst und um seine grundsätzliche Problematik.

Die Aufgabe der Kirche

An vierter Stelle möchte ich das nach meinem Dafürhalten alles entscheidende Argument zur Sprache bringen. Wir müssen jetzt danach fragen, wie denn überhaupt die Funktion der Kirche selbst aussieht. Bei dieser Fragestellung ist zu berücksichtigen, daß zwei Aspekte der Kirche getrennt zu betrachten sind. Es geht einmal um die Grundfunktionen der Kirche, aber genauso auch um das, was sich zufällig als „Nebenprodukte" daraus ergeben hat. Diese Unterscheidung müssen wir vornehmen, wollen wir der Fragestellung gerecht werden.

Diejenigen, die sich im Neuen Testament auskennen, werden wissen, daß eine solche Unterscheidung auch beim Dienst unseres Herrn Jesus Christus vorgenommen werden kann. Auch sein Dienst gestaltete sich zweifach. Sein vorrangiges Anliegen war es, „zu suchen und zu retten, was verloren war". Doch er heilte auch die Menschen, und er half ihnen auf vielfache Weise.

Christi Hauptanliegen war es keineswegs, die Kranken zu heilen oder auf andere Weise äußerlich Erleichterung zu schaffen. Er tat dies zwar alles, aber es war nicht der Grund seines Kommens. Das Johannesevangelium hebt dies hervor, indem es seine Wunder immer „Zeichen" nennt. Diese tat er, weil er ein liebendes und mitleidendes Herz hatte. Doch all das war eben nicht der Zweck seines Kommens. Die Wunder oder Zeichen sollten nebenbei den Anspruch seines Auftretens bekräftigen. Sein Heilungsdienst war etwas, was sich jeweils mehr oder weniger aus der Situation heraus ergab. Das vorrangige Anliegen war es, etwas für die ganze Menschheit zu erringen, was nur ihm allein möglich war.

Was ich hier von Jesu Dienst gesagt habe, gilt auch für die Kirche. Die ihr ursprünglich anvertraute Aufgabe ist es nicht in erster Linie, die Menschen glücklich zu machen. Auch das Anliegen, gesunde und gute Menschen hervorzubringen, gehört nicht dazu. Natürlich, die Kirche sieht zu, daß die Menschen gut werden und glücklich, aber das ist nicht ihre Hauptfunktion. An dieser Tatsache gibt es nichts zu deuteln. Ihre eigentliche Aufgabe ist es, für die Menschen die rechte Beziehung zu Gott wiederherzustellen.

Nicht der Mensch steht also im Blickpunkt der Kirche, sondern Gott. Das sollte nicht vergessen werden. Das Krankenhaus und der Staat können viele, wenn nicht die meisten der zweitrangigen Aktivitäten der Kirche übernehmen. Doch deren Hauptaufgabe kann und wird nicht in andere Hände gehen. Die Unklarheiten diesbezüglich sind allein deshalb entstanden, weil es sich die Menschen angewöhnt haben, das Zweitrangige an der Kirche für das Erstrangige zu halten. Immer wieder treten Leute auf, die behaupten, daß auch die politischen Parteien bereits Aufgaben der Kirche in Angriff genommen hätten. Ich denke hier besonders an die Situation in Wales. Noch im letzten Jahrhundert waren die Kirchen dort Zentren des öffentlichen Lebens. Dann aber kam der große Umschwung. Die Politiker übernahmen das Ruder, besonders die Sozialisten, und sie zogen die Menschen von der Kirche weg. Zu einem großen Maß schuld an dieser Misere waren die Prediger selbst, denn viele von ihnen waren inzwischen eher Politiker als Verkünder des Wortes. Wenn man die christliche Kirche für eine Organisation hält — und viele tun dies aufgrund der Berichterstattung in den Medien —, die zuallererst Pazifismus und Sozialismus predigt, die gegen Krieg, Apartheid und dererlei Erscheinungen protestiert, dann kann man mit Fug und Recht behaupten, all das könne auch ohne sie vollbracht werden.

Worauf es also ankommt

Worum es mir in meinen Ausführungen in erster Linie geht, ist, herauszuarbeiten, daß die Hauptfunktion der Kirche darin besteht, die rechte Beziehung zwischen Gott und dem Menschen wiederherzustellen. Und das ist etwas, was nur sie bewerkstelligen kann. Nach der rechten Lehre der Kirche ist es der Mensch selbst, der das eigentliche Problem darstellt. In dem Augenblick, da jemand dies erkennt, wird ihm auch aufgehen, daß gleichzeitig jeder andere betroffen ist. Deshalb möchte ich jedem entgegenhalten, dem Arzt, dem Chirurgen, dem Psychiater und dem Verwaltungsangestellten, jedem, der behauptet, er könne die Aufgabe der Kirche übernehmen: „Du kannst es nicht! Denn du selbst brauchst, was allein die Kirche anbieten kann. Du bist genauso in Nöten wie jene, denen du glaubst, helfen zu können. Jeder hat hier Mangel, jeder ist betroffen."

Ich möchte noch einen anderen Gedanken hinzufügen. Das

Problem des Menschen ist nicht zuerst seine Krankheit, sondern seine Rebellion. Auch hier müssen wir wieder den Unterschied erkennen. Landläufig spricht man davon, daß die Menschheit krank sei. Natürlich ist sie krank, sehr krank sogar. Die Frage, die sich aber stellt, ist, warum sie krank ist. Die Antwort der Bibel lautet, daß das eigentliche Problem des Menschen nicht seine Krankheit ist. Diese ist nur das Symptom oder eine Ansammlung von Symptomen, also die Spitze des Eisbergs.

Die Folgen

Es ist die zentrale Aussage der Bibel, daß der Mensch ein Rebell ist. Alle unsere Schwierigkeiten rühren von dieser Tatsache her, alle, ohne Ausnahme. Doch besonders gilt dies für jene Symptome, die im Leben unserer Zeit hervorgetreten sind. Der Mensch hat sich selbständig gemacht. Er erkennt nichts mehr über sich oder jenseits seiner selbst an, und er sieht sich selbst als Zentralfigur des Universums. Erst kürzlich las ich wieder, daß der Mensch sich in der Lage fühle, die Stellung des Schöpfers einzunehmen. Weil der Mensch autonom geworden ist, ist er unweigerlich zum Egozentriker geworden. Und Ichbezogenheit hat immer Folgen. Wenn ich selbst ein Gott bin, dann kann keiner mir das Wasser reichen. Doch auch der andere sieht sich als Gott, so daß sich die Machtfrage sehr kompliziert gestaltet. Wir fangen an, uns mehr als nötig voreinander zu schützen. So etwas ebnet den Weg für Eifersucht und Neid, aber auch für Aggressivität und Streitereien. Die unmittelbare Folge ist Überarbeitung. Jemand strebt nach einer bestimmten Position. Hat er sie dann endlich erreicht, beschleicht ihn schon wieder Angst, er könnte sie verlieren. Hier gilt das Sprichwort: „Ein Purpurkleid ist oft gefüttert mit Herzeleid." Wir fangen dann an, noch mehr zu arbeiten, und die Erschöpfung läßt nicht lange auf sich warten. Es ist, als würden wir in eine wilde Jagd hineingezogen werden. Die Überlastung macht sich bemerkbar, und hier setzt das zentrale Problem unserer modernen Gesellschaft ein.

Dazu gesellen sich noch auf einer anderen Ebene die Untertöne von Lust, Verlangen und Leidenschaft. Es spielt keine Rolle, wie wissenschaftlich rational ein Mensch bei der Arbeit auch scheinen mag. Er ist und bleibt ein Mensch. Er trägt gewisse primitive Instinkte in sich, die immer noch mächtiger sind, als sein Verstand und sein Wille. Die Tatsache, daß jemand intellektuell hochstehend ist, besagt noch lange nicht, daß er sich selbst und seine Gefühle unter Kontrolle hat. Über kurz oder lang führt diese Spannung zu Übermüdung, zu Ruhelosigkeit, zu Schuldgefühlen und Gewissensnöten und schließlich zu Versagensängsten. Hier tut sich ein weites Feld auf für den Gebrauch von Aufputschmitteln, von Tranquillizern und Hypnotika, aber auch für den Alkoholmißbrauch. Zu welchem Mittel auch immer gegriffen wird, die Erfahrung lehrt, daß allzuoft am Ende ein Gefühl der Sinnlosigkeit steht und die verzweifelte Frage, ob es das alles wert sei.

Kurieren am Symptom oder wirkliche Behandlung?

Das ist die Lage; und die Medizin kann dagegen nichts anderes tun, als an den Symptomen zu kurieren. Ich will damit natürlich nicht behaupten, dies sei an sich verkehrt. Es ist absolut der richtige Weg, so gut es geht, Symptome zu lindern, aber eben nur, nachdem die richtige Diagnose gestellt worden ist. Es kann nämlich durchaus gefährlich sein, Symptome zu lindern. Wenn ein Mann mit akuten Schmerzen zu Ihnen kommt, vielleicht mit Beschwerden im Unterbauch, und Sie verabreichen ihm ein schmerzstillendes Mittel, ohne nicht alles getan zu haben, die Ursache zu ergründen, so wäre dies sicher schlechte Medizin. Wohl kein ausgebildeter Student oder qualifizierter Arzt würde hier zweifeln. Und doch meine ich, daß wir im Bereich der Moral und in geistlichen Fragen genau so fortgesetzt handeln und das auch noch landesweit.

Alles, was lindert, alles, was das Krankenhaus tun kann, und alles, was die Ärzteschaft zu vollbringen in der Lage ist, kuriert bestenfalls die Symptome. Das eigentliche Problem bleibt bestehen. Es ist nun schon Jahrhunderte her, daß die eigentliche Diagnose ein für alle Mal von Augustinus sicher gestellt worden ist: „Du hast uns zu dir hin geschaffen, und unser Herz ist unruhig, bis es Ruhe findet in dir." Das ist es, was der moderne Mensch in der Gesellschaft heute nötig hat. Die eigentliche Aufgabe der Kirche ist es nun, sich mit ganzem Einsatz dieser Herausforderung zu stellen. Und nur die Kirche, also die Gemeinde Jesu, ist es, die so etwas vollbringen kann.

Das Wesen des Menschen

Wir müssen weiter fragen, was den Menschen eigentlich ausmacht? Ist er etwa nur ein Tier? Wenn ja, warum sollten wir uns beschweren, daß er sich auch so benimmt? Sein ganzes Verhalten spricht schließlich dafür. Es braucht uns also nichts zu überraschen, und zu ändern ist auch nichts.

Doch es steht fest: Der Mensch ist kein Tier. Was landläufig geäußert wird, kann nicht deutlich genug als Irrtum herausgestellt werden. Es wird nämlich rundweg übersehen, daß der Mensch ein Geschöpf ist, das zum Bilde Gottes geschaffen wurde. Durch ihn ist etwas in die Welt gekommen, was dieser insgesamt eine größere Nähe zur göttlichen Sphäre verleiht. Er ist Gottes Vertreter auf der Erde, und er ist das, was die Bibel eine „lebendige Seele" nennt. In sich trägt er ein Verlangen „nach einem höheren Äther, nach einer göttlichen Sphäre". Er spürt seine Unzulänglichkeit, und er spürt, daß es etwas gibt, was größer und höher ist als er. Dieses Gespür ist zunächst nicht greifbar, und doch ist es tief in ihm angesiedelt! Nur Gott kann ihn durch die Gemeinschaft der Heiligen über seine eigentliche Natur aufklären. Nur Gott ist seinem Wesen gemäß! Der Mensch ist zu Gott hin geschaffen und als „Herr der Schöpfung" eingesetzt worden. Doch nicht in der Natur selbst findet er sein Gegenüber zur Gemeinschaft. Nein, dazu ist er viel zu erhaben. Die Welt, und sei sie noch so großartig, kann ihn nicht zufriedenstellen. Sie kann ihm wohl viel bieten, aber es bleibt doch jene Leere, von der wir zuvor gesprochen haben.

Nur Gott allein kann durch seine Kirche die richtigen Antworten geben. Und die entscheidende davon lautet, daß die

Menschheit Gott nötig hat. Der Mensch von sich aus erkennt dies nicht in aller Klarheit. Es ist deshalb Aufgabe der Kirche, diese Wahrheit zu verkündigen. Der eine oder andere mag vollkommen mit sich und der Welt zufrieden sein, weil ihm eine gewisse Ausgeglichenheit angeboren ist. So wie es nette Hunde und Katzen gibt, so gibt es auch nette Menschen! Sie leben vor sich hin, bis es dann soweit ist: Der Tag des Zorns ist da. Hätten sie doch die Wahrheit über sich als Menschen erkannt, wäre ihnen doch bewußt geworden, wie nötig sie Gott gehabt hätten. Gott hat bestimmte Gesetze in die Natur des Menschen hineingelegt. Und all sein Unglück rührt daher, daß er gegen diese Gesetze Widerstand leistet, also gegen Gott kämpft. Hartnäckig streiten wir gegen die Forderungen des Höchsten und spielen uns als Autoritäten auf, ohne dabei unsere Armseligkeit zu erkennen.

Die Goldene Regel

Zuallererst steht im Gesetz Gottes geschrieben: „Du sollst den Herrn, deinen Gott, lieben mit ganzem Herzen und mit deiner ganzen Seele und mit deinem ganzen Verstand." Der zweite Teil lautet: „Du sollst deinen Nächsten lieben wie dich selbst" (Matthäus 22.37 u. 39). Viele wenden heute ein, sie könnten auch ohne Gott ihren Nächsten wie sich selbst lieben. Doch das ist ihr Irrtum, sie können es nicht. Christus stellt diese zwei Aspekte des Gottesgebots in die einzig richtige Reihenfolge. Ehe man nämlich in der Lage ist, seinen Nächsten zu lieben, muß man vorher die rechte Selbsteinschätzung vorgenommen haben. Hat diese nicht stattgefunden, dann, so zeigt es die Erfahrung, steht Nächstenliebe auf tönernen Füßen. Auf uns selbst gestellt, sind wir keineswegs imstande, solche Liebe aufzubringen. Die natürliche Reaktion der meisten Menschen ist denn auch die Frage: „Warum soll ich denn meinen Nächsten lieben?" Nein, die einzige Hoffnung sowohl für das Leben in der Gemeinschaft als auch für jeden einzelnen besteht darin, daß wir uns gemeinsam Gott unterordnen und daß wir erkennen, wir sind dazu bestimmt, unter seiner Obhut zu gedeihen.

Es gibt einen Augenblick, da erkennt ein Mensch, daß er in dieser Welt nur ein Pilger ist, daß er am Ende sterben muß und Gott gegenübertreten wird und daß vor ihm nichts als die Ewigkeit liegt. Diese Erkenntnis wird seine ganze Lebensperspektive verändern. Die Kirche steht bereit, ihm zu verkünden, daß, auch wenn er noch so lange falsche Wege gegangen ist, ihm doch vergeben werden kann. Die zentrale Botschaft der Kirche hat die Vergebung zum Inhalt, und dies, weil an sie ein Wort ergangen ist: „Denn so hat Gott die Welt geliebt, daß er seinen eingeborenen Sohn gab, damit jeder, der an ihn glaubt, nicht verloren gehe, sondern ewiges Leben habe" (Johannes 3.16). Das ist nicht bloß Theorie. Die Kirchengeschichte hat viel Beweiskräftiges aufzuweisen. Und wir können Gott danken, daß auch so mancher unter uns den Beweis hierfür antreten kann. Dies zu verkündigen und zu lehren und die Menschen zur Erkenntnis der Wahrheit zu bringen, ist die erste Aufgabe der Kirche. Sie allein ist dazu in der Lage.

Was daraus folgt

Ich möchte zusammenfassen. Das Krankenhaus hat sich, meines Erachtens vollkommen zurecht, der Kranken angenommen, der Gesundung des Leibes, aber auch zu einem gewissen Maß der Gesundung der Seele. Dem Staat obliegt es, die soziale Fürsorge, die Erziehung und vieles mehr zu verwalten. Dem ist nichts entgegenzuhalten, sofern es gut erledigt wird. Doch in dem Augenblick, da das Krankenhaus und der Staat behaupten, sie könnten alles an sich reißen, also auch in geistliche Fragen hineinreden, offenbart sich ihre weitgehende Unwissenheit. Nicht nur das eigentliche Wesen der Kirche bleibt ihnen verborgen, es tut sich auch eine abgrundtiefe Unkenntnis über die Natur des Menschen auf. Man will es fatalerweise nicht wahrhaben, daß die einzige Kraft, die den Menschen in der Bahn hält, die Frohe Botschaft von Jesus Christus ist, von der es im Römerbrief heißt, sie sei Gottes Kraft zum Heil jedem Glaubenden (Römer 1.16).

VIER

DER ARZT ALS SEELSORGER[1]

In den Köpfen der Menschen hat sich die Vorstellung festgesetzt, daß dem Arzt mehr als jedem anderen Vertrauen entgegengebracht werden kann. Man glaubt offensichtlich, dies tun zu können, weil der Arzt im Gegensatz zum Pastor ja ohnehin schon ein Hüter persönlichster Einzelheiten des Patienten ist. Hier ist eine Entwicklung im Gange, denn viele Kirchen verlieren ihre Anhängerschaft. Es ist nicht mehr so wie früher, als man gewohnheitsmäßig zur Kirche ging und so den Geistlichen in schöner Regelmäßigkeit zu Gesicht bekam.

Der Hausarzt

Ich habe inzwischen ein entsprechendes Alter erreicht, so daß ich mich noch sehr gut an die Zeit erinnern kann, da der Arzt im weitesten Sinne auch Seelsorger war. Dies galt besonders für den Hausarzt alten Schlages. Fast ausnahmslos war er ein Freund der ganzen Familie. Und kam er zu jemandem, so war ihm schon bewußt, daß er viele Familienmitglieder ins Leben geholt hatte und daß sie unter seinen Augen aufgewachsen waren. Er kannte jeden einzelnen gut, und jeder kannte ihn als Weggefährten, Ratgeber und Freund. Die Menschen wandten sich an ihn, um Rat zu suchen, und er war ein erfolgreicher Helfer in der Not. So manch einer dieser Ärzte mochte kein Christ gewesen sein, und doch verfügte jeder von ihnen über eine umfassende Lebensweisheit. Solche Ärzte begegne-

[1] Aus ‚Guidelines' Nr. 24. Ausschnitt aus einer Ansprache vor Medizinstudenten in der klinischen Ausbildung. Gehalten im BMA-Haus am 3. Februar 1972.

ten dem Leben, wie es wirklich war. Es waren erfahrene Männer, und sie durchlebten mit den ihnen anvertrauten Familien so manche Krise.

Vielleicht irre ich mich, aber ich kann mich des Eindrucks nicht erwehren, daß sich hier etwas verändert hat. Heutzutage höre ich immer häufiger Klagen über die staatlich organisierte Medizin und über die Schwierigkeit, überhaupt noch einen Hausbesuch zu bekommen. Das ist ein Thema, zu dem in Zukunft unbedingt Stellung bezogen werden muß. Es ist ein tragischer Verlust, wenn die Vertrautheit zwischen dem Arzt und dem Patienten mit seiner Familie verlorengeht. Dies ist eine Not, die verstärkt zutage treten wird, denn die Menschen werden eines Tages nicht mehr dazu schweigen.

Ob es hier mit einer Art Spezialisierung getan ist, wage ich zu bezweifeln. Ich denke doch, daß der Allgemeinarzt, also nicht der Spezialist, immer noch am besten dafür geeignet ist, Menschen seelsorgerlich zu betreuen. Der Bedarf wird steigen, denn die Probleme werden sich trotz der atemberaubenden technologischen Entwicklung zuspitzen. So sind z.B. meines Wissens ungefähr 45% der Krankenhausbetten von Patienten der Psychiatrie belegt. Der Druck, unter dem wir ständig stehen, und das Tempo, mit dem wir leben, führen dazu, daß unsere Ausweglosigkeit akut wird.

Die Persönlichkeit des Arztes

Um einen Zugang zu unserem Thema zu finden, wird es wohl am besten sein, wenn wir uns zunächst dem Arzt zuwenden. Bei ihm müssen wir ansetzen. Die Seelsorge ist nicht von der Persönlichkeit des Arztes zu trennen, sie wird vielmehr zu einem Teil von ihm. Ein Antibiotikum wie Penicillin kann jeder unabhängig von seinem Charakter verschreiben. Wenn die Lage klar wie bei einer Infektion ist, kommt es darauf an, so früh wie möglich zu diagnostizieren, so früh wie möglich den Erreger zu finden und dann zu verschreiben. Doch haben wir es mit Seelsorge zu tun, so tritt der Arzt selbst in die Situation hinein. Er gibt etwas von sich und seiner Erfahrung her, und es findet ein Austausch zwischen ihm und dem Patienten statt. Das wichtigste Element bei der Seelsorge ist also der Charakter und die Persönlichkeit des Ratgebers.

Friede im Herzen

Welches ist die wichtigste Eigenschaft des Seelsorgers? Ich meine, es ist die innere Gelassenheit, der Friede im Herzen. Es kommt also darauf an, daß er selbst in sich ruht. Vielleicht erinnern Sie sich daran, wie unser Herr es bei einer Gelegenheit einmal ausdrückte: „Kann etwa ein Blinder einen Blinden leiten? Werden nicht beide in eine Grube fallen?" (Lukas 6.39). Dies will sagen, daß, wenn ein Mensch mit sich selbst uneins ist, wenn er ruhelos ist, er selbst Seelsorge nötig hat. Wie könnte er einem anderen nutzbringend raten? Der Friede im Herzen ist also etwas ganz Unerläßliches für den Seelsorger. Und genau hier setzt der christliche Glaube an. Ich bin bereit, meine These zu verteidigen, daß niemand jene Gelassenheit, jenen Frieden im Herzen, jenes Mit-sich-selbst-im-Reinen-Sein finden kann, es sei denn, er ist Christ. Er muß nämlich jenen inneren Frieden kennengelernt haben, den Frieden Gottes, der Herz und Sinne zusammenhält. Der Patient kommt schließlich in aufgewühlter, sorgenbeladener Stimmung, und er wird sehr schnell herausbekommen, wenn Ähnliches auch dem Seelsorger abzuspüren ist.

Die christliche Lehre

Des weiteren ist für die Seelsorge ein Verständnis der Lehre Christi notwendig. Was meine ich damit? Ein Mensch mag sehr wohl ein Christ sein, doch kann es ihm an Einsicht in das fehlen, was Christus gelehrt und an Frieden vorgelebt hat. Nimmt sich jemand der Seelsorge an, so ist er mitten im täglichen Leben. Die Menschen werden ihm ihre Probleme und Schwierigkeiten bringen. Wie wird er sie aber beraten? Vielleicht hat er ein wunderbares Bekehrungserlebnis gehabt, doch das allein befähigt ihn noch lange nicht zum guten Seelsorger. Ungestümes Auftreten nach der Bekehrung ist, wie ich so manches Mal erlebt habe, eher ein Hindernis. So wurden Christen, die an Depressionen litten, von anderen Christen durch ein kräftiges Schulterklopfen „behandelt", indem sie ihnen aufmunternd zusprachen: „Du brauchst dich nur ein bißchen zusammenzunehmen. Kopf hoch, alter Junge!" So etwas schadet sicher mehr, als daß es nützt, denn gerade das „Kopfhoch!" ist etwas, was der Patient in seiner Situation nicht tun kann. Ich habe erlebt, wie Probleme durch den Mangel an geübtem Umgang hochgespielt und vertieft worden sind. Es genügt nicht, irgendein Problem selbst schon einmal durchlitten zu haben. Man muß mit den Menschen ins Gespräch kommen und sie Schritt für Schritt begleiten, bis sie aus ihren Schwierigkeiten heraus sind. Doch dies kann man nur tun, wenn man sich bei den Antworten und überhaupt im Ansatz durch ein tiefes Verständnis christlicher Lebenshaltung leiten läßt.

Wir nähern uns dem Patienten

Wenn wir uns jetzt den eigentlichen Umgang mit dem Patienten näher anschauen wollen, so kommen wir gleich zum Wichtigsten, was ein Seelsorger mitbringen muß, nämlich Geduld. Diese ist immer Ausdruck eines befriedeten Herzens. Wenn Sie solche Geduld nicht aufbringen können, dann werden Sie ein schlechter Seelsorger sein. Wenn Sie den Eindruck vermitteln, Sie hörten nur mit halbem Ohr zu und Sie seien mit den Gedanken ganz woanders, dann tun sie nichts Gutes. Sie müssen alles daransetzen, um ja nur zuzuhören. Es ist immer wieder erstaunlich zu beobachten, wie Menschen nur dadurch geholfen wird, daß man ihnen zuhört.

Ich möchte hier ein Beispiel anführen. Eines Tages wurde Sir Thomas, der spätere Lord Horder, als Arzt am St. Bartholomew Krankenhaus gebeten, eine Patientin von Rang zu empfangen. Es war eine Herzogin. Der behandelnde Arzt hatte einen Begleitbrief geschrieben und mitgeteilt, daß er eigentlich glaube, die Herzogin sei nicht ernsthaft krank, obwohl sie selbst vom Gegenteil überzeugt sei. Sie hatte schon die größten Kapazitäten sowohl in London als auch auf dem Kontinent aufgesucht. Doch es ging ihr nicht besser, und irgend jemand hatte dann wohl Lord Horder ins Gespräch gebracht. Wie es der Zufall wollte, hatte der Patient unmittelbar vor der Herzogin ein höchst interessantes Problem mitgebracht, bei dem Lord Horder ganz in seinem Element war. Bei diesem Patienten war eine falsche Diagnose gestellt worden, und Lord Horder hatte nun herausgefunden, was ihm wirklich fehlte. Selbst eine Therapie konnte er anbieten.

Beim Eintreffen der Herzogin sagte Lord Horder kurz: „Erzählen Sie mir doch bitte Ihre Beschwerden und was sie sonst noch bewegt. Hin und wieder werde ich die eine oder andere Frage stellen. Nehmen Sie sich Zeit und erzählen Sie." Sie fing also an zu erzählen. Während sie sprach, war er damit beschäftigt, einen Brief an den behandelnden Arzt des vorigen Patienten zu schreiben. Hin und wieder unterbrach er sie und stellte ihr eine Frage. Doch dann schrieb er wieder weiter an seinem Brief und war mit seinen Gedanken ganz beim vorigen Fall. Die Herzogin redete ihrerseits weiter. Dies ging so fort, bis er den Brief beendet hatte. Dann bat er die Herzogin, noch ein bißchen weiter zu erzählen, und er fügte hinzu: „Das ist ja alles sehr interessant." Er hörte ihr schließlich Herz und Lunge ab und unternahm noch andere Schritte, um auszuschließen, daß es sich um erste Anzeichen einer ernsteren Erkrankung handelte.

Am Ende der Konsultation sagte sie: „Wissen Sie, Sir Thomas, ich bin sicher, Sie werden mich gesund machen."

„Was läßt Sie denn hoffen?" fragte er zurück.

Sie antwortete: „Sie sind der erste Arzt, der sich die Mühe gemacht hat, mir zuzuhören." (In gewissem Sinne ist dies natürlich keine allzu gute Illustration für das, was ich gesagt habe, denn Lord Horder hat schließlich gar nicht zugehört. In diesem speziellen Fall gab es allerdings wirklich nicht viel zuzuhören!) Er hatte ihr Vertrauen auf eine Weise gewonnen, wie es zuvor niemand anderem gelungen war. So konnte er ihr in ihrer Hypochondrie tatsächlich helfen.

Er war davon ausgegangen, daß ihr nichts Ernstes fehlte, und doch mußte etwas vorgelegen haben, denn hätte sie sonst all die Ärzte in Anspruch genommen? Er war in der Lage, ihr zu helfen, weil er den Eindruck vermittelte, er folge geduldig ihren Ausführungen. Ich kann diesen Punkt nicht stark genug hervorheben. Wir bleiben damit nämlich einem Problem auf der Spur, das zu den weitverbreitetsten unserer Tage zählt.

Echtes Mitgefühl

Die richtige Haltung des Seelsorgers schließt auch Mitgefühl mit ein. Verlieren Sie nicht die Geduld, auch wenn Sie ziemlich sicher sind, Ihr Gegenüber sei ein Neurotiker, denn für ihn sind die Beschwerden eine Realität. Ihnen mag alles als aus der Luft gegriffen erscheinen. Aber seien Sie vorsichtig, denn eines Tages mögen auch Sie solche subjektiven Symptome entwickeln. Als ich noch medizinisch praktizierte, suchte mich, aus welchem Grund auch immer, eine größere Zahl von Geistlichen auf. Ich kam zu dem Schluß, daß sie alle mehr oder weniger Neurotiker waren, weil sie alle über ähnliche Beschwerden klagten: unklare Verdauungsstörungen, Kopfschmerzen, Schlaflosigkeit und ähnliches. Doch ich war kaum neun Monate im geistlichen Dienst, als sich ähnliche Beschwerden auch bei mir einstellten. Auch ich war ein „Neurotiker" geworden! Es gibt also offensichtlich Spannungen in diesem Dienst, die durch die Art und Weise der Arbeit hervorgebracht werden. Lernen Sie es also, nicht ungeduldig mit Ihrem Gegenüber zu werden. Seine tägliche Erfahrung ist ihm allzu hautnah real, wenn er den Versuch unternimmt, die kraftraubenden Einflüsse in seinem Leben zu überwinden. Ich stelle ernsthaft in Frage, ob jemand das Recht hat, klinische Medizin zu betreiben, wenn ihm der Nächste im Grunde genommen gleichgültig ist.

Demut

Mein nächster Punkt hat etwas Negatives an sich. Leider kann ich ihn nicht auslassen. Vermeiden Sie die Aura eines Dr. Allwissend! Bei den jungen Ärzten habe ich immer wieder beobachtet, wie solch ein Fehlverhalten negative Folgen hervorruft. Ein Patient kommt zu solch einem Arzt unter dem Eindruck, an etwas Ernstem zu leiden. Unser junger Dr. Allwissend kann ihn beruhigen, daß seine Angst unbegründet sei. Doch nun fängt er an — mit den besten Absichten, versteht sich -, etwas über Differentialdiagnose darzulegen. Er breitet sein ganzes Wissen vor dem Patienten aus. Angstvoll verfolgt dieser jeden Gedankenschritt. Unser Experte fährt fort: „Nein, nein, die Krankheit A ist es nicht, obwohl es durchaus auch B sein könnte, wenn nicht gar C. Doch C ist es auf keinen Fall!" Können Sie sich vorstellen, wo so etwas hinführt? Der arme Patient fängt an zu glauben, er habe nun doch jede einzelne dieser Krankheiten. Der Arzt hat unnötigerweise neue Probleme geschaffen. Neulich hörte ich von einem Kind, das aus dem Kinderwagen gefallen war. Kurze Zeit später hatte sich ein kleines Hämatom, ein Bluterguß, gebildet. Die Mutter sprach nebenbei einen Arzt an, der, wie es der Zufall wollte, ein Pathologe war. Eigentlich hätte er ihre Fragen gar nicht beantworten sollen. Er tat es aber doch. Zwar erklärte er der Mutter, daß es nichts Ernstes sei. Doch gab er auch zu bedenken, daß es dieses oder jenes sein könnte, was sich dann zu diesem oder jenem entwickeln würde. Als die Farbe der Schwellung dann umschlug und das Kind unleidlich wurde, war die Mutter außer sich vor Angst, denn was konnte es nun alles sein: ein Bruch, eine innere Blutung, eine Thrombose oder sonst nocht etwas.

Das Gewissen des Patienten

Unter den gegenwärtigen Umständen gibt es noch etwas zu berücksichtigen, was immer stärker in den Vordergrund tritt. Der Seelsorger muß sehr genau darauf achten, daß es ihm nicht in erster Linie um sein eigenes Gewissen geht. Diese Aussage mag zunächst befremden und christlichem Denken zuwiderlaufen. Es handelt sich hierbei tatsächlich um ein besonderes Problem für christliche Ärzte und Seelsorger. Zunehmend kommen die Patienten mit Fragen, deren Antworten mit Moral und Ethik zu tun haben, seien es Verhütungsfragen oder sei es die Abtreibungsproblematik. Hier lauert die Gefahr.

Ich wage zu behaupten, daß, wenn es Ihnen zuallererst um Ihr eigenes gutes Gewissen geht, Sie ein äußerst schlechter Seelsorger sind! Der Grund dafür ist, daß derjenige zur Gesetzlichkeit neigt, der Angst vor dem nach seinem Empfinden „unchristlichen" Rat hat, weil er nur sein eigenes Gewissen prüft. Sein Ratgeben wird kalt und mechanisch. Jeder, der eine gesetzliche Haltung einnimmt, verspielt seine Stellung als vertrauenserweckender Seelsorger. Was gebraucht wird, ist viel Geduld und Mitgefühl und die Fähigkeit, sich in die Lage des Patienten zu versetzen. Der Ratgeber darf nicht um jeden Preis an seiner eigenen festgefahrenen Position hängen, denn sonst geht am Ende alles Bemühen am Patienten vorbei. Dabei mag der Seelsorger durchaus das Gefühl haben, er sei dem christlichen Standpunkt treu geblieben. Vielleicht macht ihn das glücklich, doch der Patient bleibt in tiefer Verzweiflung zurück. Das ist eindeutig schlechte Seelsorge.

Worauf es also ankommt, ist, daß wir sehr sorgsam vermeiden müssen, unsere Meinung anderen aufzudrängen. Der Seelsorger ist kein Diktator, er ist lediglich da, um zu helfen. Er soll durchaus seinen Standpunkt darlegen und dies mit Bedacht auch nachdrücklich, wenn es erforderlich ist, doch alles muß dem Patienten in einem Geist wahren Mitgefühls, in Liebe und mit Verständnis vermittelt werden. Als Seelsorger dürfen wir uns niemals dazu aufschwingen, dem Gewissen eines anderen zu diktieren. Wir haben kein Recht, uns als das „Gewissen" eines anderen zu fühlen! Wir sind da, um denjenigen, die uns aufsuchen, unsere Erfahrung, unser Wissen, unsere Weisheit und unsere Vorschläge zum Heilwerden zu vermitteln. Leider gibt es immer wieder Christen, die glauben, es sei ihre Pflicht, ihren eigenen gesetzlichen Standpunkt anderen aufzudrängen. Unsere Aufgabe ist es jedoch, zu überzeugen, aber niemals unter Druck zu setzen. Wir müssen äußerst genau darauf achten, daß wir niemals verurteilen, besonders, wenn wir es mit einem kranken und erregten Menschen zu tun haben. Es ist die eine Sache, daß dem Patienten seine Lage bewußt wird, doch die Verurteilung steht uns nicht zu.

Die Diagnose

Meine bisherigen Ausführungen waren eigentlich nur Hintergrundinformationen und dabei doch so wichtig. Ohne sie wäre das Folgende nicht recht einzuordnen. Nachdem wir sichergestellt haben, daß der Ansatz richtig ist, kommen wir nun zum Eigentlichen, zur Diagnose. Wenn Sie die Diagnose nicht stellen können, dann sind Sie auch nicht imstande, Ihrem Patienten zu helfen. Hier liegt die Unumgänglichkeit eines genauen Faktenwissens begründet. Es geht um die Umstände eines Lebens einerseits und um die geistlichen Fakten andererseits. In unserem Seelsorgegespräch werden diese dann verknüpft. Das Wichtigste, was wir gegenwärtig vor allem anderen benötigen, ist ein gutes Lehrbuch, das jenes Grenzgebiet behandelt, in dem geistliche, psychologische und psychiatrische Fragen sich überschneiden. Wir haben es hier mit einer Sphäre zu tun, die zu den unzugänglichsten in der medizinischen Praxis und im pastoralen Dienst gehört. In den letzten 45 Jahren habe ich mir zu diesem Thema meine Gedanken gemacht, denn die Pastoren haben es sich angewöhnt, die Leute mit der Erklärung zu mir zu schicken: „Ich weiß nicht, was ich von dem Fall halten soll, ob es sich um ein geistliches oder um ein psychologisches Problem handelt." Zu dieser Fragestellung gibt es tatsächlich kein vernünftiges Lehrbuch, obwohl sie doch in jeder Hinsicht so entscheidend ist. Es geht viel Zeit verloren, wenn man nicht differenzieren kann. Dem anderen wird man keine Hilfe sein, wenn nicht sogar Schaden angerichtet wird. (Weiteres im Kapitel 10 „Leib, Seele und Geist").

Das Folgende soll illustrieren, worauf ich hinaus will. Eines Sonntags kamen zwei ältere Mitglieder meiner Gemeinde zu mir in die Sakristei. An ihren Gesichtern konnte ich schon ablesen, daß etwas Ernstes vorlag. Ich fragte sie, was sie denn zu mir führe. Sie erzählten mir, sie hätten gut drei Stunden lang mit einem Mann über dessen geistliche Probleme gesprochen. Dies sei bis zur Erschöpfung gegangen, doch es sei ganz ohne Erfolg geblieben. Nachdem ich den Namen erfragt hatte, wurde mir alles klar. Der Mann, mit dem sie über geistliche Dinge gesprochen hatten, war ein bedauernswerter Zeitgenosse, der sich schon dreimal einer Elektroschock-Therapie hatte unterziehen müssen. Er litt an einer manisch-depressiven Psychose und war gerade in einer der dafür typischen Phasen. Die beiden waren also in die bekannte Falle geraten. Er war zur Kirche gekommen und hatte geistliche Fragen gestellt, und so hatten sie angenommen, es mit einem geistlichen Problem zu tun zu haben.

Was diese Grenzbereiche angeht, lernt man in der Praxis zuallererst, eine allgemeine Diagnose zu stellen, um herauszubekommen, unter welche Kategorie der Patient fällt. Erst dann kann man sich einer konkreten Behandlung zuwenden. Der Patient reagiert oft unerwartet auf das, was man vorhat zu tun, denn er hat es ja nicht gelernt, auf gleiche Weise wie der Arzt an die Sache heranzugehen.

Der informierte Patient

Normalerweise sollte man mit Patienten nicht allzusehr ins Detail gehen, denn es bleibt Halbwissen, und das ist bekanntlich ein gefährlich' Ding. Ich erinnere mich noch sehr gut daran, wie ich als Assistenzarzt anfing, auf Station zu arbeiten. Nach der Lektüre eines bestimmten Lehrbuches schien ich plötzlich eine akute Brustfellentzündung zu bekommen. Es war natürlich keine echte Erkrankung. Doch ich hatte alle entsprechenden Beschwerden, und diese waren für mich Realität! Wenn es einem Medizinstudenten schon so ergangen ist, um wieviel schlechter wird die allgemeine Bevölkerung mit solch einem Angriff fertig? Worauf es also ankommt, ist, daß man entweder sehr wenig mitteilt oder eben alles! Da der Patient schon aus Zeitgründen nicht umfänglich informiert werden kann, ist es besser, man vermittelt so wenige Einzelheiten wie möglich. Die Praktiker des alten Schlages waren eher wortkarge Menschen, und doch stellten sie ihre Patienten in dieser Hinsicht zufrieden. Sie mögen einwerfen, daß dem Arzt von früher etwas Geheimnisvolles anhaftete. Doch alle Patienten sind auch Menschen, und so kann ein etwas geheimnisvoller Anstrich sicherlich nicht schaden.

FÜNF

CHRIST UND STAAT[1]

Zuallererst sind wir Christen und erst an zweiter Stelle Mediziner. Daß wir zu diesen gehören, ist im Grunde genommen eine Beiläufigkeit; unser Christsein dagegen hat viel tiefgreifendere gesellschaftliche Auswirkungen. Hier tut sich ein Spannungsfeld auf, und man tut immer gut daran, sich einem solchen Problem zu nähern, indem man vom Allgemeinen ausgeht und sich auf das Spezielle zubewegt. Sehr viele Schwierigkeiten entstehen, weil wir uns unmittelbar auf ein Problem stürzen. Wir können die Dinge dann nicht mehr auseinanderhalten, weil die unmittelbaren Umstände zu großes Gewicht erlangen und wir so das Grundsätzliche aus den Augen verlieren. Wir müssen uns also dem Christen mit seiner allgemeinen Beziehung zum Staat zuwenden, um die besonderen Aspekte des Mediziners im Staat richtig abschätzen zu können.

Das Problemumfeld

Wir müssen unsere Problemstellung noch erweitern. Das Verhältnis des Christen zum Staat ist nur ein Aspekt einer noch umfangreicheren Beziehungsstruktur. Es stellt sich die grundsätzliche Frage nach dem Leben in dieser Welt. Ich halte die evangelikalen Christen hier für besonders gefährdet, bei diesem Thema auf Abwege zu geraten, jedenfalls mehr als andere Christen. Nach dem Grund braucht man nicht lange zu su-

[1] Aus dem Wortprotokoll einer Ansprache vor Mitgliedern der Christian Medical Fellowship am 24. Oktober 1957 im Festsaal der Medical Society, London.

chen. Wir legen nämlich großes Gewicht auf die persönliche Errettung. Das ist es, was uns als „Evangelikale" auszeichnet. Wir haben erkannt, daß es das wichtigste ist, daß ein Mensch den Herrn Jesus Christus persönlich erfährt und erlebt. Wir hegen große Zweifel, ob jemand wirklich Christ ist, wenn er solche Erfahrung nicht gemacht hat. Wir legen also größten Wert auf das persönliche Erlebnis, errettet zu werden. Und weil dies so ist, laufen wir immer Gefahr, zu glauben, daß dieses Begegnungserlebnis schon alles im Christenleben ist.

Es gibt zahlreiche Texte, die uns bei dieser Fehlhaltung zu unterstützen scheinen. Wir sind allzu bereit, sie falsch zu verstehen; doch aus dem Zusammenhang gerissen, verleiten sie uns tatsächlich zu falschen Schlüssen. Hier ist solch ein Beispiel: „Mein Reich ist nicht von dieser Welt" (Johannes 18.36). Unser Herr sprach unablässig vom Himmelreich. Er war gekommen, um es zu errichten. Menschen sollten ins Himmelreich eintreten, und er sagte von diesem, es sei nicht von dieser Welt. Hier ist der evangelikale Christ sehr geneigt, daraus zu schließen, daß das Christentum überhaupt nichts mit dieser Welt zu tun hat. Dieser Text, für sich genommen, läßt das Christentum rein geistlich erscheinen. Aber auch ein weiterer bekannter Text wird gern herangezogen: „Darum geht aus ihrer Mitte hinaus und sondert euch ab ..." (2. Korinther 6.17). Diese Aussage wird überspitzt gesehen, und man entnimmt ihr, der Christ habe rein gar nichts mit dem Staat zu schaffen. Wie Sie wissen, gibt es immer wieder Menschen, die es dem Christen nicht zubilligen wollen, am politischen Geschäft teilzunehmen. Selbst das Privileg, zur Wahl gehen zu dürfen, wird von einigen Christen abgewiesen. Diese gehen mit ihrer Lehre so weit und behaupten, wir müßten uns ganz und gar absondern, weil wir mit dieser Welt nichts zu tun hätten. Gleicherweise ist auch Offenbarung 13 immer wieder falsch verstanden worden. Die dort dargestellten Tiere werden als Repräsentanten des Staates interpretiert, der folglich etwas ganz und gar Böses, dem Christen Widerstehendes ist. Konsequenterweise darf der Christ deshalb auch nichts mit dem Staat zu tun haben.

Dies ist kein neues Problem. Schon von Anfang an plagten sich die Christen mit solchen Zweifeln. Deshalb wird auch in den neutestamentlichen Briefen dem Verhältnis zwischen

Herr und Sklave soviel Aufmerksamkeit geschenkt. So mancher neubekehrte Christ, der Sklave war, hatte nun einen Vorwand: „Ich bin jetzt Christ, bin wiedergeboren, und der Apostel Paulus sagt, daß jeder Christ eine neue Kreatur sei. ‚Das Alte ist vergangen, und Neues ist geworden.' Das Verhältnis zu meinem früheren Herrn hat sich also genauso verändert." Sowohl Petrus als auch Paulus mußten sich dieses Themas annehmen. Ihre Neubekehrten waren dabei, falsche Schlüsse zu ziehen. Viele begannen in diesem Zusammenhang auch über das Verhältnis von Mann und Frau nachzudenken. Warum wurde denn 1. Korinther 1.7 überhaupt geschrieben? War es nicht wegen genau dieser Frage? Immer mehr Ehemänner kamen auf den Gedanken, daß, weil sie sich bekehrt hatten und ihre Frauen nicht, sie nicht länger mit diesen zusammenleben müßten. Die alte Ordnung sei zu Ende gegangen und nicht mehr da. Sie würden schließlich in einer neuen Welt, in einer neuen Schöpfung leben. So blieb dem Apostel nichts anderes übrig, als dazu Stellung zu beziehen. Damals im ersten Jahrhundert, aber auch durch die ganze Kirchengeschichte hindurch bis heute, haben wir immer die gleichen Schwierigkeiten gehabt.

Wir müssen uns darüber im klaren sein, wie wenig über dieses Thema in den letzten Jahren überhaupt nachgedacht worden ist, wie wenig vom einstigen Gedankengut übriggeblieben ist. Dies gilt nicht nur für unser Verhältnis zum Staat, sondern auch für die zwischenmenschlichen Beziehungen. Einige, die behaupten, es sei falsch, dem Staat zu dienen, weil er nicht christlich sei, sind andererseits doch bereit, eine Partnerbeziehung zu einem Nichtchristen einzugehen. Offensichtlich ist es ihnen gar nicht bewußt, wie inkonsequent ihr Standpunkt ist. Man vergißt ebenso leicht, daß die Vorgesetzten in der Mitarbeiterschaft genauso selten Christen sind wie die Staatsführung!

Bibelstellen, die sich mit dem Staat befassen

Es gibt eine Schlüsselstelle im Alten Testament, die dadurch an Bedeutung gewinnt, daß sie auch im Neuen Testament zitiert wird: „Als der Höchste den Nationen das Erbe austeilte, als er die Menschenkinder voneinander schied, da legte er fest die Grenzen der Völker nach der Zahl der Söhne Israels" (5. Mose 32.8). Eine weit bedeutendere Aussage ist natürlich die, die unser Herr selbst machte, als er auf eine von den Herodianern gestellte Falle reagierte. Im Evangelium lesen wir:

„Dann gingen die Pharisäer hin und hielten Rat, wie sie ihn bei einem Ausspruch fangen könnten. Und sie senden ihre Jünger mit den Herodianern zu ihm und sagen: Lehrer, wir wissen, daß du wahrhaftig bist und den Weg Gottes in Wahrheit lehrst und dich um niemand kümmerst, denn du siehst nicht auf die Person der Menschen. Sag uns nun, was denkst du: Ist es erlaubt, dem Kaiser Steuern zu geben, oder nicht."

„Wessen Bild und Aufschrift ist das? Sie sagen zu ihm: Des Kaisers. Da spricht er zu ihnen: Gebt denn dem Kaiser, was des Kaisers ist, und Gott, was Gottes ist" (Matthäus 22.15-21).

Das ist eine entscheidende Stelle. Es gibt noch andere. Da ist z.B. die Aussage, die Paulus in Apostelgeschichte 17.26 während seiner Predigt in Athen macht. Dies ist eigentlich ein Zitat der oben aufgeführten Stelle aus dem 5. Buch Mose. Den klassischen Hinweis finden wir aber im Römerbrief: „Jede Seele unterwerfe sich den übergeordneten [staatlichen] Mächten; denn es ist keine [staatliche] Macht außer von Gott, und die bestehenden sind von Gott verordnet" (Römer 13.1). In 1. Petrus 2.13-18 befaßt sich der Apostel Petrus mit der Beziehung zwischen Herren und Knechten und der Pflicht aller Menschen, den Kaiser zu ehren.

Zusätzlich zu den angeführten Schriftstellen, die ausdrücklich zu unserem Thema sprechen, gibt es noch einige andere, denen zwischen den Zeilen etwas zu entnehmen ist. So ist uns z.B. das Verhalten bestimmter Gottesmänner eine indirekte Lehre. Hier sind einige der wichtigsten: Nehmen wir zuerst Daniel 3. Hier werden drei junge Männer in einen Feuerofen geworfen, weil sie sich nicht vor den Standbildern beugen wollten. Nehmen wir Kapitel 6 desselben Buches. Hier wird uns von der Falle erzählt, die man Daniel selbst gestellt hatte. Man hatte eine Verordnung erlassen, daß nur ein ganz bestimmter Gott anzubeten sei und kein anderer. Daniel kümmerte sich darum nicht, und er fuhr fort, dreimal am Tag bei offenem Fenster gen Jerusalem zu beten. Das Ergebnis war, daß man ihn in die Löwengrube warf. Ähnliches geschieht in Apostelgeschichte 4. Man hatte den Jüngern verboten, im Namen Christi zu predigen. Dann warf man sie ins Gefängnis, weil sie nicht gehorcht hatten. In Apostelgeschichte 16 lehnt es der Apostel Paulus ab, aus dem Gefängnis zu gehen, solange nicht die Hauptleute, die ihn unrechtmäßig gefangengenommen hatten, selbst kämen, um ihn zu entlassen. Schließlich lesen wir in Apostelgeschichte 25.11, wie der Apostel Paulus sich an den Kaiser wendet und das Recht einfordert, als römischer Bürger vor ihm selbst zu erscheinen, so daß er seinen Fall vorbringen könnte und vor unrechtmäßiger Behandlung geschützt sei. Dies waren einige der wichtigeren biblischen Aussagen zum Thema.

Die christliche Staatslehre

Welcher Gedanke liegt allem zugrunde? Gott ist sowohl Schöpfer als auch Erlöser. Viele Evangelisten scheinen das zu übersehen. Es besteht dabei die große Gefahr, wirklich alles nur noch im Hinblick auf die Person Jesu zu beurteilen. Alles konzentriert sich auf ihn, Gebet wird nur noch an ihn gerichtet und nicht mehr an Gott, den Vater. In gewisser Hinsicht ist dies natürlich auch richtig, wissen wir doch, daß unsere Erlösung von ihm kommt. Doch was oft vergessen wird, ist, daß Jesus das alles getan hat, weil er dazu von Gott gesandt war. Er starb, damit sein Tod uns nicht ihm selbst, sondern Gott näher bringen sollte. Es gibt zahlreiche Bibelstellen, die das uneingeschränkt zum Ausdruck bringen. Nehmen wir ein Beispiel: „... nämlich daß Gott in Christus war und die Welt mit sich selbst versöhnt hat ..." (2. Korinther 5.19).

Die Betrachtungen zum Staatsgedanken müssen bei Gott anfangen, indem nicht außer acht gelassen wird, daß Gott sowohl Schöpfer als auch Erlöser ist. Der besondere Grund für diese Betonung ist, daß Gott die Belange dieser Welt keineswegs gleichgültig geworden sind. Es ist ein Irrtum zu glauben, Gott sei nur noch an den Christen interessiert. Die Lehre unseres Herrn ist diesbezüglich völlig eindeutig, wenn er uns erklärt, daß Gott die Sonne über Guten und Bösen aufgehen läßt und den Regen auf Gerechte und Ungerechte sendet (s. Matthäus 5.45.). Es ist immer noch die Welt Gottes. Auch wenn sie in Sünde gefallen ist, auch wenn der Mensch gefallen ist, so tut Gott doch für sein Volk etwas ganz Besonderes, indem er es aus dem geistlichen Bannkreis dieser Welt in sein Königreich ruft. Diese Tatsache darf aber niemals so verstanden werden, als habe er der Welt an sich den Rücken gekehrt. Die Welt ist immer noch sein Anliegen, und genau deshalb hat er bestimmte Regeln eingesetzt, die die Welt als Ganze betreffen.

So hat Gott z.B. die Familie als den Grundbaustein der Gesellschaft vorgesehen. Sie ist Gottes Verordnung und nicht eine Einrichtung der Menschen. Sie besteht also ganz unabhängig, ob die Menschen nun Christen sind oder nicht. Das Christentum hat keinen Einfluß auf die göttlichen Einrichtungen der Ehe, der Familie und des Staates. Der Staat ist nicht das Ergebnis einer menschlichen Idee. Aristoteles lehrte zwar, daß der Mensch den Staat hervorgebracht habe, und andere wie z.B. die französischen Denker taten dasselbe auf ihre Weise. Doch dies ist ein Irrtum, dem auch viele Christen stillschweigend anhängen. Wir, die wir die biblische Lehre und die biblische Autorität ernst nehmen, müssen aufmerken, wenn wir lesen, daß es Gott war, der die Grenzen der Nationen errichtet hat. Er ist es, der die Staaten festgeschrieben hat, soviele Intrigen und Ränkespiele auch immer ersonnen worden sind. Gott setzte die bestehenden Mächte ein.

Wie es heißt, hat er Staaten, Könige und Prinzen eingesetzt. Der Schrift ist allerdings kaum zu entnehmen, welche Staatsform nun das Ideal darstellt. Diese scheint keine Rolle zu spielen. Eine Regierung, gleich welcher Form, ist von Gott eingesetzt und erhält ihre Vollmacht von ihm. Für einen begrenzten Auftrag ist dem Staat von Gott Autorität verliehen worden.

Die Funktionen des Staates

Was ist denn aber Ziel und Zweck des Staates, was sind seine Funktionen? Zuerst geht es darum, das Böse in Grenzen zu halten. Weil die Sünde in die Welt gekommen ist, ist auch der Staat notwendig geworden. Etwas, was vom Prinzip her chaotisch war, ist von draußen hereingekommen. Doch das Leben mußte in geordneten Bahnen verlaufen. Das Böse besitzt die Durchtriebenheit, zu zerstören und Verwirrung zu stiften. Die Hauptfunktion des Staates ist es nun, diesem Bösen die Grenzen zu weisen. Der Apostel Paulus sagt dazu etwas in Römer 13. Ihm zufolge ist der Staat dazu da, den Übeltäter zu bestrafen, und er existiert zum Lob derer, die Gutes tun. Deshalb trägt die Obrigkeit das Schwert. Wir als Evangelikale neigen dazu, jeden gewähren zu lassen, sei er errettet, gut, böse oder abwartend. Doch der biblischen Lehre zufolge ist das falsch. Jedermann wird in die Pflicht genommen, in bestimmten Grenzen zu leben. Dies ist einer der Gründe, warum Gott den Staat eingesetzt hat. Es ist unsere Aufgabe als Christen, so etwas zu lehren.

Die zweite Funktion des Staates ist es, die Ordnung aufrecht zu erhalten. Er soll also die Menschen daran erinnern, daß Gott über allem steht. Was alles umfaßt aber diese Autorität des Staates? Was ist im Handlungsspielraum des Staates inbegriffen? In vielerlei Hinsicht sind diese Fragen heute ganz besonders wichtig. Die Antwort, so wie ich sie der biblischen Lehre entnehme, lautet, daß der Einflußbereich des Staates auf unsere äußerlichen Handlungen beschränkt ist. Nichts in der Bibel weist darauf hin, daß der Staat das Recht hat, meine Meinung zu kontrollieren, sei sie religiös, politisch, philosophisch, wissenschaftlich oder medizinisch. In Erfüllung seiner Aufgabe, die Ordnung zu bewahren, das Böse in Grenzen zu halten und für ein harmonisches Miteinander zu sorgen, hat der Staat kein Recht, auf das Denken und Beurteilen der Menschen bestimmend Einfluß auszuüben. Erst wenn der Staat den Versuch unternimmt, unser Denken unter Kontrolle zu bekommen, wird unser Verhältnis zu ihm gestört.

Die Haltung des Christen zum Staat

Unsere Pflicht ist es, den Staat als eine göttliche Einrichtung anzuerkennen und zu respektieren. Die großen protestantischen Reformatoren, besonders Johann Calvin als systematischer Denker unter ihnen, aber auch John Knox und bis zu einem gewissen Maß Martin Luther haben diese Tatsache immer hervorgehoben. Das Zusammenspiel von Kirche und Staat, so sagten sie, sei göttlichen Ursprungs und dürfe nicht als eine Einrichtung verstanden werden, mit der der Christ nichts zu tun habe. „Ihr seid im Irrtum", so verkündeten sie, „wenn ihr glaubt, die Kirche könnte auf den Staat verzichten, nur weil Gott sie dazu eingerichtet hat, Menschenseelen zu retten, geistlich zu nähren und Gemeinschaft anzubieten. Die Kirche ist das Reich Gottes in seiner gegenwärtigen Form. Aber vergeßt nicht, daß Gott genauso den Staat für seine eigenen Zwecke eingesetzt hat, nämlich dazu, die Sünde in der Welt zu begrenzen, bis sie am Ende gerichtet und ganz beseitigt wird." Die zwei Machtblöcke arbeiten nebeneinander her, nicht aber in einem Bündnis.

Die Reformatoren dachten nicht an die Einheit von Staat und Kirche, sondern an zwei Sphären, in denen Gott wirkt. Über das rechte Verhältnis der beiden zueinander ist schon viel diskutiert worden. Die Römische Kirche erklärt, sie stünde über dem Staat. Die Erastianer behaupteten, die Kirche sei ein Zweig des Staates. Die Reformierten haben in Kirche und Staat immer ein komplementäres Paar gesehen. Wenn die Kirche ihre Aufgabe hinreichend erfüllen würde, so könnte sie allerdings den Staat ins Wanken bringen, so wie dies bei der schottischen Königin Mary geschah, als sie John Knox predigen hörte. Doch die Kirche ist keine Macht, die im Staat etwas erzwingen könnte. Die Kirche hat nur die Macht der Frohen Botschaft und die Vollmacht des Heiligen Geistes, um dem Staat in moralischen und geistlichen Fragen etwas sagen zu können.

Mir geht es um das Prinzip, daß wir den Staat um seiner Funktion willen anerkennen und respektieren. Ich gehe noch weiter: Wir müssen ihm sogar gehorchen. Es stellt sich hier die Fangfrage, mit der auch unser Herr konfrontiert wurde. Sollen wir dem Kaiser Tribut zollen oder nicht? Die Herodianer dachten sich damals folgendes: „Jetzt haben wir etwas gefunden, womit wir ihn in die Hand bekommen. Er spricht immer über das Reich. Wenn er also auf unsere Frage antwortet, wird er sagen müssen, er sei am Staat überhaupt nicht interessiert. Das Himmelreich, sei das einzige, was zähle." Doch es folgte die Überraschung ihres Lebens.

„Gebt dem Kaiser, was des Kaisers ist", war Jesu Antwort. Er erkannte den Staat als göttliche Einrichtung an. Sie sollten dem Kaiser gehorchen und ihre Steuern bezahlen. Wenn wir diese Aussage des Herrn mit der des Paulus in Römer 13 als Einheit betrachten, so bedeutet es nur eins: Wir müssen dem Staat gehorchen. Selbst wenn der Kaiser „Nero" heißt, sind wir von unserer Gehorsamspflicht dem Staat gegenüber nicht entbunden. Dies ist eine Gewissensfrage, wie uns der Apostel lehrt. Wir gehorchen also Gott, indem wir dem Staat unseren Gehorsam nicht schuldig bleiben.

Es kann durchaus sein, daß nicht einmal im Staatsapparat selbst diese Einsicht herrscht. Doch gerade wir als Christen sollten dem Staat und seinen Verordnungen gehorsam sein. Der Apostel Paulus geht sogar noch weiter. Er sagt, daß, wenn man dem Staat zuwiderhandelt, man auch Gott widersteht. „Wer sich daher der [staatlichen] Macht widersetzt, widersteht der Anordnung Gottes; die aber widerstehen, werden ein Urteil empfangen" (Römer 13.2). Im Licht dieser Erkenntnis muß es uns also in erster Linie darum gehen, den Staat so gut wie möglich zu gestalten. Es bedeutet dies keineswegs, daß wir mit einem wirkungslosen oder ungerechten Staatswesen zufrieden sein müssen. Gerade weil wir den Staat so sehen, wie er gemeint ist, sollte es unser Anliegen und Bestreben sein, dem Staat seine Aufgabe zu erleichtern und das Menschenmögliche zu tun, um Gerechtigkeit und Wohlstand hervorzubringen, „... damit wir ein ruhiges und stilles Leben führen mögen in aller Gottseligkeit und Ehrbarkeit" (1. Timotheus 2.2).

Schließlich sei noch etwas erwähnt. Wie Paulus damals, so können auch wir den Schutz des Staates in Anspruch nehmen. Als man ihm kundtat, er könne das Gefängnis verlassen, in das man ihn zu Unrecht eingesperrt hatte, da entgegnete er: „Ich werde ganz bestimmt nicht gehen. Erst sollen die Verantwortlichen zu mir kommen." Dieser Abschnitt gefällt mir. Ich kann mir vorstellen, wie die hohen Herren gesenkten Hauptes zu ihm hinuntersteigen, um ihn zu entlassen. Paulus hatte sich auf die Autorität des Kaisers berufen.

Grenzen der Zusammenarbeit mit dem Staat

Die Zusammenarbeit mit dem Staat hat allerdings auch Grenzen. Zunächst einmal hat dieser kein Recht, in Despotie oder Diktatur zu verfallen oder sich eine absolute Herrschaft anzumaßen. Warum? Eben wegen seiner Bestimmung! Er ist eine Instanz, die immer noch Gott untersteht, die von ihm eingesetzt ist. Der Staat hat also nicht das Recht, absolute Herrschaft einzufordern. Wenn er sich aber doch zu einer Diktatur hinreißen läßt, so verleugnet er sein eigenes Existenzrecht. Es offenbart sich in diesem Fall eine weitgehende Unkenntnis darüber, wie und wozu ein Staat überhaupt gefügt ist. Wenn man also hinter das zurückgeht, was die Existenzberechtigung des Staates ausmacht, dann kommt man zu einem Punkt, wo zu fragen ist, ob nicht die Zeit zum Protest gekommen ist. So war es in Deutschland vor dem letzten Krieg. Es gab Männer wie Professor Karl Barth, die nicht zögerten, ihre Stimme zu erheben. Sie argumentierten dabei ganz biblisch: „Hier wird das Grundgesetz für die Existenzberechtigung des Staates gebrochen. Das ist Diktatur und Despotie. Im Hinblick auf die Lehre der Schrift ist so etwas nicht zu rechtfertigen." Deshalb leisteten sie Widerstand, und sie wurden ausgewiesen oder eingekerkert.

Des weiteren steht es dem Staat nicht zu, irgend jemand zu veranlassen, Gott ungehorsam zu sein. Der Grund bleibt derselbe. Der Staat untersteht Gott. Gerade er darf einen Menschen nicht zum Ungehorsam Gott gegenüber zwingen. Deshalb handelten auch jene drei jungen Männer richtig, von denen wir im Daniel gelesen haben, indem sie sich lieber in den Feuerofen werfen ließen, als falsche Götter anzubeten. Der Staat hatte sie aufgefordert, Gottes Gesetz zu brechen, doch sie lehnten ab. Auch von den Aposteln in Apostelgeschichte 4 verlangten die Herrschenden, daß sie aufhören sollten, im Namen Christi zu predigen. „Diesmal hören wir nicht", sagten sie. „Beurteilt selbst, ob es recht ist, auf euch zu hören oder auf Gott. Wir wissen, was wir tun. Wir können nicht anders, als von dem zu sprechen, was wir gesehen und gehört haben."

Nun kommen wir zu einem wichtigen Punkt. Es geht um die Auslegung von Offenbarung 13. Die meisten werden wohl darin übereinstimmen, daß die „Tiere" die weltlichen Mächte darstellen. Das erste Tier steht zweifellos für den Staat, und es wird hier dargestellt als etwas dem Christen und seinem Wohlergehen Widerstehendes. Es hat mir einmal jemand entgegengehalten: „Wie paßt das mit dem zusammen, was Sie gerade über den Staat ausgeführt haben?" Die Erklärung scheint mir sehr einfach zu sein. In Offenbarung 13 haben wir das Bild eines Staates, der genau das tut, was ihm nicht zusteht, nämlich sich dämonisch leiten zu lassen. Es ist der Staat, der außer Kontrolle gerät; es ist der Staat, der sich selbst vergöttlicht, der sich aufschwingt, selbst Gott zu sein, anstatt anzuerkennen, daß er Gott untersteht. Es wird uns hier ein Bild von einem Staat vor Augen geführt, der von uns verlangt, „Der Kaiser ist Herr!" zu sagen. Doch wie den ersten Christen bleibt uns nichts anderes übrig, als zu entgegnen: „Das werden wir niemals anerkennen!"

Wir sagen dagegen: „Jesus ist Herr!" Wenn der Staat aber dämonisch wird oder anderweitig religiös und spiritistisch, dann müssen wir ihm trotzen. Es ist dabei interessant festzustellen, daß so mancher ernsthafte Christ, der tapfer den Nazis Widerstand geleistet hatte, dies beim Kommunismus nicht mehr im gleichen Maß getan hat. Der Grund dafür ist bei dem zu suchen, was wir gesagt haben. Es besteht eben doch ein Unterschied zwischen einem atheistischen Staat, der vielleicht sogar gegen Gott arbeitet und einem, der dämonische Züge annimmt, der Anbetung fordert und damit selbst zur Religion wird.

Der Christ im Streik?

Vielleicht wollen Sie jetzt eine ganz praktische Frage stellen:

„Wie sieht es bei den Christen mit dem Streiken aus? Wenn ein Christ beim Öffentlichen Dienst tätig ist, sollte er dann mit in den Streik treten, wenn dazu aufgerufen wird? Wie kann man das beurteilen, wenn man alles berücksichtigt, was gesagt worden ist?" Lassen Sie mich darauf antworten.

Unsere moderne Zeit bringt es mit sich, daß wir uns neuen Entwicklungen gegenübergestellt sehen, die, weil noch nicht aktuell, im Neuen Testament nirgends erwähnt sind. Doch vom Prinzip her macht das keinen Unterschied. Im Neuen Testament bestand ein Anstellungsverhältnis gewöhnlich aus der überschaubaren Beziehung eines Dieners zu seinem Herrn, eines Sklaven zum Eigentümer. Doch wir wissen nur zu gut, daß dies nicht mehr der Fall ist. Sehr viele Menschen sind heute Angestellte bei großen Firmen und Gesellschaften oder beim Staat selbst. Aber nicht nur das. Durch das Gewerkschaftswesen ist noch ein weiterer Faktor hinzugekommen, welcher der Durchschaubarkeit nur abträglich sein kann, der aber fester Bestandteil unseres wirtschaftlich-sozialen Geflechts geworden ist. Das müssen wir zur Kenntnis nehmen. Bin ich z.B. Arbeiter und gehöre keiner Gewerkschaft an, so wird meine Arbeitssuche erschwert. Ich bleibe arbeitslos, und meine Familie muß am Hungertuch nagen. Das, was die Gewerkschaften und die Arbeitgeber vereinbaren, bestimmt also auch meine Ausgangslage. Und das ist vollkommen legal, denn schließlich gestattet der Staat Gewerkschaftsarbeit. Anstatt mit einer Vielzahl von Einzelpersonen ins Gespräch zu kommen, wählt man den Weg einer organisierten Arbeitnehmerschaft, deren Repräsentanten die Verhandlungen übernehmen. Die Mehrheit der Mitglieder stellt sich schließlich hinter das Ausgehandelte. Ein einfaches Arbeitsverhältnis zwischen Meister und Geselle ist heute nur noch selten anzutreffen. Es ist sonst immer ein Dritter, der das Anstellungsverhältnis bestimmend prägt. Der Streik als solcher ist also keineswegs ungesetzlich. Er ist verfassungsmäßig verbrieft, allerdings nur unter bestimmten Umständen und unter bestimmten Bedingungen.

Christen haben die Bedingungen anzuerkennen, unter denen sie leben. Vielleicht ist es wirklich angebracht, Gewerkschaftsmitglied zu werden. Wir werden es, so wie es vielerorts normal ist, und wir halten uns an den Mehrheitsbeschluß. Indem wir einer Gewerkschaft oder sonst einer Körperschaft des Arbeitsmarktes beitreten, müssen wir natürlich unseren Beitrag leisten, diese so gut und effektiv wie möglich mitzugestalten. Wir sollten uns deshalb auch nicht von den Versammlungen fernhalten und damit die Entscheidungen nur den Nichtchristen überlassen. Zu Christen werden wir diese dabei kaum machen, doch wir können gute Ideen unter ihnen ausstreuen. Die Stellung des Christen als Gewerkschaftsmitglied ist also vollkommen gerechtfertigt. Seine Repräsentanten verhandeln für ihn, kommen zu einem Ergebnis, und er stellt sich dahinter.

„Gibt es denn keine Situation", mag mancher fragen, „in der der Gewerkschaft zu widersprechen ist?" Es gibt solche Situationen. Doch man muß sich ganz sicher sein, daß die Einwände rein geistlich sind. Nichts Nebensächliches darf den Ausschlag geben wie z.B. die Berufsehre, politische Ansichten oder vielleicht sogar nur Vorurteile. Ein Christ sollte niemals ein notorischer Quertreiber sein. Ist er nämlich grundsätzlich anderer Meinung und verläßt er immer wieder protestierend die Versammlung, so ist dies ein schlechtes Zeugnis für ihn als Christ. Legt er aber Protest ein, so sollte er ganz sicher sein, daß seine Einwände auch von der Schrift getragen werden. Nach meinem Dafürhalten ist also ein Streik nicht von vornherein unchristlich. Man darf hier allerdings nicht verallgemeinern, denn es sind zukünftige Entwicklungen noch nicht abzusehen, die möglicherweise einen anderen Standpunkt gerechtfertig erscheinen lassen. (Seit dieser Ansprache haben sich tatsächlich landesweit Dinge ereignet, die, wie der Sprecher später einmal bemerkte, zu einem Überdenken dieser letzten Bemerkungen Anlaß geben.)

SECHS

STEHEN ODER FALLEN WIR MIT UNSEREM BERUF? DAS PHÄNOMEN STRESS[1]

Wir haben dieses Thema schon des öfteren erörtert und haben dabei den Gedanken bewegt, daß Streß in all seinen Erscheinungsformen keineswegs eine Heimsuchung allein der Mediziner ist. Zu diesem Thema werden immer wieder die gleichen Fragen gestellt. Einen Großteil meines Lebens als Geistlicher habe ich damit verbracht, solche Fragen zu beantworten. Pastoren haben sie an mich herangetragen, aber auch Theologiestudenten und Angehörige der verschiedensten Berufssparten. Sie dürfen sich also keineswegs der Illusion hingeben, Sie selbst hätten als Mediziner ein besonders schweres Los zu tragen; sehen wir einmal davon ab, daß die gegenwärtige Entwicklung in der Medizin tatsächlich ihre Spuren hinterläßt. Ich denke, es wird deshalb für Sie alle sehr hilfreich sein, wenn Sie die Erkenntnis des Paulus nachvollziehen, daß „... keine Versuchung ... euch ergriffen hat, als nur eine menschliche" (1. Korinther 10.13). Die Hälfte unserer Probleme kommt dadurch zustande, daß wir geneigt sind zu glauben, wir seien etwas Besonderes; gerade mit uns sei man unfreundlich und unfair umgegangen. Aber in dem Augenblick, da sie so denken, haben Sie verloren. Wir müssen erkennen, daß uns dieses oder jenes Problem einfach deswegen im Wege steht, weil wir eben Menschen sind und Christen noch dazu.

Ich habe sehr genau zugehört, wenn Mediziner der verschiedenen Fachrichtungen analysierten, wie es bei ihnen zu Streß

[1] Aus einer Abhandlung, die als vierteilige Serie abwechselnd von einem Internisten, einem Chirurgen, einem Psychiater und einem Pastor vorgetragen wurde. Zuhörer waren junge Ärzte der Royal Commonwealth Society in London am 8. März 1969.

und Druck kommt. Doch auch was die Bevölkerung zu diesem Problem sagt, hat mich interessiert. Ich wurde dabei das Gefühl nicht los, daß gerade die Hausfrau, die eine große Familie zu versorgen hat, etwas über Streßsituationen erzählen könnte, was uns alle nicht nur verblüffen würde, sondern uns auch das Gefühl gäbe, uns gehe es Grunde genommen noch recht gut. Nehmen wir als Beispiel den Zeitmangel. Denken Sie an eine Hausfrau mit einem Haus voller Kinder. Da wird geschrien und geweint; das erste Kind fällt hin, ein anderes bricht sich das Bein und noch ein anderes hat Mandelentzündung. Der Mann kommt um sechs Uhr nach Hause und erwartet nun Aufmerksamkeit, nicht aber die Bitte um Mithilfe. Wo bleibt da noch etwas für die stille Zeit übrig? Auch der Gemeindepastor ist ständig in dieser Zwangslage.

Ich meine, wir stehen in der Gefahr, wenn ich einmal die Diagnose stellen darf, zu sehr auf uns selbst zu schauen und zu viel über unser eigenes hartes Los zu sprechen. Der erste Behandlungsschritt wäre also, die Erkenntnis zu erlangen, daß unsere Lage keineswegs außergewöhnlich ist. Menschen aller Berufe müssen sich demselben Problem stellen. Nehmen Sie z.B. die Mißgunst als Streßfaktor, und hören Sie sich einmal in der Politik oder bei den Rechtsanwälten um. Selbst im christlichen Dienst beginnt hier etwas aufzukeimen. Streß gibt es eben überall.

Auf die Einstellung kommt es an

Ich möchte bei Shakespeare eine Anleihe machen: „Der Fehler, lieber Brutus, liegt nicht in unseren Sternen, sondern in uns selbst, die wir Untergebene sind." Dieses Zitat kam mir immer wieder in den Sinn, wenn ich zuhörte. Wir beklagen uns über die Verhältnisse von heute: „Es ist alles nicht mehr das, was es einmal war! — Aber wir können nichts machen. — Soll so unser Leben aussehen? — Unsere Vorgesetzten machen es uns schwer. — So vieles läuft falsch." Doch unsere Antwort muß lauten: „Der Fehler, lieber Brutus, liegt nicht in unseren Sternen ..." Es liegt an uns selbst. Solche Erkenntnis macht bescheiden. Hier setzt die christliche Botschaft mit ihrer Hilfe an. Sie verändert die Umstände nicht, aber sie verändert uns.

Das ist genau der Punkt, wo der Irrtum jener Verkünder sichtbar wird, die sich nur noch zu einem rein sozial-ethischen Evangelium bekennen. Nach ihrer Auffassung ist es die Aufgabe des Christentums, die Umstände und damit die Welt zu verändern. Wenn alles zum Guten gewendet sei, wäre alles in Ordnung. Doch so etwas stellt das Evangelium auf den Kopf. Das Licht unserer Botschaft liegt nämlich gerade darin, daß wir verkünden, die Umstände, die „Sterne", blieben unverändert. Doch das raubt uns den Frieden nicht, denn unsere innere Haltung ist ja neu geworden. Da hat ein Wandel in uns stattgefunden, der uns dazu befähigt, die Dinge so zu sehen, wie sie sind, ohne dabei gleich zum Psychiater gehen zu müssen! Dies ist allerdings ein heikles Thema, denn wir kennen alle jene „Psychiater" im geistlichen Dienst, die ihr Leben lang zwei Dinge predigen: „Ein Christ, weil er seinen Stand im Leben gefunden hat, kann nicht unter Schlafstörungen leiden, und er wird auch niemals einen Nervenzusammenbruch bekommen." Wie unangenehm ist es, wenn solche Leute dann selbst davon heimgesucht werden. In solchen Prognosen steckt nicht nur ein großer Unsicherheitsfaktor, sie sind auch Zeichen eines schlechten Christentums. Hier wird mehr Psychologie betrieben als christliche Lebensberatung ausgeübt.

Das Licht, das die christliche Botschaft mit sich bringt, macht möglich, daß unser eigener Stand im Leben zurechtgerückt wird: „Daher, wenn jemand in Christus ist, so ist er eine neue Schöpfung; ... siehe, Neues ist geworden" (2. Korinther 5.17). Was bewirkt denn aber das Neue in uns? Die Antwort ist klar: Das Neue in uns sieht die Dinge in einem andern Licht. Das ist das Geheimnis christlicher Lebensqualität und Lebensführung.

Zwei Männer blicken durch ein Gitter in die Ferne.
Der eine sieht den Staub, der andere sieht die Sterne.
(F. Langbridge)

Eine Primel wuchs am Bachesrand
Für ihn war's gelb, was er dort fand.
Und mehr auch nicht.
(W. Wordsworth)

So sind die Menschen unterschiedlich. Der eine sieht es nüchtern, doch der andere kann Schönheit in der bescheidensten Blüte entdecken, denn, wie es heißt, „ es liegt die Schönheit im Auge des Betrachters". Zwei sehen dasselbe, aber was sie daraus machen, ist unterschiedlich. Und solch eine veränderte Sichtweise will der christliche Glaube in uns bewirken.

Worauf es ankommt

Doch wo liegt das eigentliche Problem? Unser Herr hat deutlich gemacht, worauf es ankommt: „Wenn ihr solches wißt, selig seid ihr, wenn ihr es tut." Die Erkenntnis allein reicht also noch nicht aus. Was wir immer im Auge behalten müssen, ist, daß wir Christen sind. Das ist es, was zuallererst zählt. Sie, meine Damen und Herren, sind in erster Linie Christen und ganz nebenbei auch noch Ärzte. Jemand anders ist Christ und zufällig auch Rechtsanwalt. Man kann hier jeden anderen Beruf einsetzen. Unser Christsein steht immer im Mittelpunkt. Nur eins ist darüber hinaus im Auge zu behalten: Wir müssen unser Christsein auch ausleben.

Im Laufe der Jahre habe ich immer wieder die Beobachtung gemacht, daß Menschen unter Streß zusammengebrochen sind, weil ihr Leben in getrennten Wirkungskreisen abgelaufen war. Sie waren zwar Christen: Sie lasen ihre Bibel, beteten und gingen zur Kirche. Das war aber ein ganz eigener Lebensbereich, denn waren sie erst wieder am Arbeitsplatz, geriet alles in Vergessenheit, und sie unterschieden sich nicht mehr von all den anderen. Sie litten unter demselben Streß, hatten die gleichen Zusammenbrüche und Sorgen. Ich kenne leider allzuviele Christen, bei denen man den Eindruck hat, sie seien zwei Personen. Zuerst würde man gar nicht vermuten, daß sie überhaupt Christen sind, doch im nächsten Augenblick reißen sie sich zusammen, und plötzlich werden sie ganz feierlich. Ich meine aber, ein Christ muß geradlinig sein. Eine Geschlossenheit muß sein ganzes Leben regieren. In dem Maße, wie es uns gelingt, solch eine Haltung aufrechtzuerhalten, werden wir viele Schwierigkeiten vermeiden können.

Vom Ehrgeiz umhergetrieben

Wir wollen uns jetzt mit dem Ehrgeiz beschäftigen. Es ist nichts daran auszusetzen, wenn wir nach etwas streben, solange wir davon nicht beherrscht werden. Der Ehrgeiz soll uns nicht regieren. Hier besteht tatsächlich ein Unterschied zwischen einem Christen und einem Nichtchristen. Der Christ geht davon aus, daß wir alle in einer gefallenen Welt leben. Dem Nichtchristen ist diese Perspektive fremd. Wiederholt warnt uns das Neue Testament vor der „Welt". „Liebt nicht die Welt noch was in der Welt ist ..., die Lust des Fleisches und die Lust der Augen und der Hochmut des Lebens ..." (1. Johannes 2.15-16). Ich kenne aber Christen, die ganz und gar weltlich eingestellt sind. Nicht daß sie unbedingt jeden zweiten Abend ins Kino oder ins Theater gehen oder Trunkenbolde und Spieler sind, aber in ihrer Großspurigkeit mit ihren Häusern und Autos sind sie durch und durch weltlich. Sie sind sich dessen keineswegs bewußt, denn für den „Hochmut des Lebens" findet man immer wieder ein spitzfindiges Argument. Es ist leider vielen Christen ein gewisser Snobismus nicht abzusprechen, obwohl dies eigentlich ein Ding der Unmöglichkeit ist! Ein Christ sollte sich auf nichts etwas einbilden, denn das ist „von der Welt".

Daß wir Christen sind, sollte man uns schon abspüren. „Dies ist der Sieg, der die Welt überwunden hat: unser Glaube" (1. Johannes 5.4). Was immer der Christ auch unternimmt, er sieht den Dingen auf den Grund. Natürlich soll auch er danach streben, ein guter Arzt zu werden. Nehmen wir an, zwei Ärzte sind gleich gut ausgebildet. Der eine ist Christ, der andere nicht. Allein weil der eine Christ ist, sollte er besser sein als der andere. Seine ganze Lebenseinstellung ist die gesündere, und er wird alles daransetzen, medizinisch das Beste zu geben. Und doch wird er nicht knechtisch danach streben. Auch würde es ihn nicht bekümmern, wenn ein anderer besser wäre. Der Unterschied ist also groß zwischen dem Wunsch, seine Sache gut zu machen, um verstärkt das Gute wirken zu können, und jenem weltlichen, ungesunden und ganz und gar egozentrischen Ehrgeiz, der zusammen mit Stolz das Merkmal des Weltmenschen ist.

In diesem Zusammenhang muß ich an meinen alten Lehrer

denken. Er bat mich einmal, die Kartei seiner Privatpatienten durchzugehen. Sie war nach Namen geordnet, und er wollte eine zweite Kartei einrichten, die nach Erkrankungen geordnet sein sollte. Würde man ihn also um einen Vortrag zu einer bestimmten Krankheit bitten, so hätte er einen schnellen Zugriff auf die Krankengeschichten seiner Patienten. Ich arbeitete mich durch einige tausend Karten. Was mir dabei besonders auffiel, war die Diagnose in einigen, wenn nicht sogar in vielen Fällen. Er war ein angesehener Arzt, und doch lautete die schlichte Diagnose in so vielen Fällen: „Ißt zu viel", „trinkt zu viel", „geht zu viel tanzen" oder „bekommt zu wenig Schlaf". Ein Christ wird sich nicht so leicht gehen lassen und ein ausschweifendes Leben führen. Er wird sich deshalb viel wirkungsvoller einsetzten können, denn der Christ strebt danach, ein Leben zur Ehre Gottes zu führen.

So kommt es auch, daß es für einen Christen nicht gleich den Weltuntergang bedeutet, wenn seine beratende Gutachtertätigkeit nicht mehr gebraucht wird und er in seine Praxis zurückkehren muß. Er muß den Rest seines Lebens nun nicht etwa im Schmollwinkel verbringen, denn auch in der Praxis kann er Gott gleicherweise dienen, vielleicht sogar besser. Man kann also sagen, daß der Christ weitgehend von Streß und Belastungen verschont bleibt, weil seine ganze Lebenseinstellung auf hohem Niveau einen regulierenden Einfluß ausübt. Doch bleibt zu betonen, daß eine solche Haltung nicht in den Schoß fällt, sondern willentlich eingenommen werden muß. Die alte Natur mag wieder hervorkommen wollen, denn sie ist noch da. Doch wir können verhindern, daß sie wieder die Herrschaft über uns gewinnt.

Unsere Temperamente

Lassen Sie uns jetzt einen Blick auf die Verschiedenartigkeit der Temperamente werfen. Jeder von uns ist anders geartet, und für die meisten von uns stellt ihr Temperament ein ganz eigenes Problem dar. Der Unterschied zwischen einem Nichtchristen und einem Christen besteht darin, daß der Nichtchrist eher von seinem Temperament beherrscht wird als der

Christ. Wenn wir bekehrt und wiederhergestellt sind, dann ändert sich unser Temperament überhaupt nicht. Es bleibt dasselbe, und das ist ganz richtig so, denn die Christen sollen sich keineswegs alle gleichen wie ein Ei dem anderen. Der Apostel Paulus war vor seiner Bekehrung mit Feuereifer dabei, die Christen zu verfolgen. Doch auch hinterher konnte er gleicherweise leidenschaftlich predigen. So ungestüm er als Verfolger war, so ungestüm war er auch als Prediger. Das war sein Wesen, und es hatte sich nicht geändert. Worauf es ankommt, ist, daß das Wesen nicht den Menschen kontrolliert, sondern daß der Mensch Herrschaft über seine Natur ausübt und sie zum Guten einsetzt. Er kann seine Wesensart so zügeln, daß sie zu etwas sehr Wertvollem wird. Damit kann er sein Christentum auf ganz individuelle Art ausdrücken. Alle zusammen dienen wir zur Ehre Gottes. So wie die Natur vielfältig und artenreich ist, so sind auch die Menschen vielgestaltig. Wer das in Betracht zieht, wird frei von jener Armseligkeit, die so oft nicht nur unserem Berufsleben allein, sondern auch unserem ganzen Leben anhaftet.

Die Sorge ist nichtig

Es gibt noch etwas, was wir alle lernen müssen: Wir dürfen uns nicht der Sorge hingeben, denn das ist nicht nur verkehrt, sondern auch ganz und gar nutzlos. Denken Sie einmal darüber nach, wieviel Zeit Sie schon damit zugebracht haben, sich um Dinge zu sorgen. Es war immer reine Energieverschwendung! Alles, was lediglich dabei herauskommt, ist, daß wir geschwächt werden und am nächsten Tag nicht voll einsatzfähig sind. Der Christ sollte es rundweg ablehnen, sich Sorgen zu machen. Wir müssen uns deren Ursache vornehmen, uns vergewissern, worum es geht und schließlich mit Entschiedenheit jede weitere Sorge zurückweisen.

Lediglich in einer Beziehung ist der Sorge im weiteren Sinne etwas Positives abzugewinnen. Es geht um das weite Feld der Seelsorge. Und die ist eigentlich jedem von uns verordnet. Die Mediziner nehmen hier keineswegs eine Sonderstellung ein. Sie wären überrascht, welche Fragen Pastoren bei ihren

Zusammenkünften bezüglich ihrer Zeiteinteilung stellen. Kürzlich war ich bei einem vielbeschäftigten Pastor. Sein Problem ist seine künstlerische Ader. Er hat die Gabe zu malen. Sollte er sich in dieser Gabe üben? Und wenn ja, mit welchem Zeitaufwand? Diese Fragen brachten ihn schier zur Verzweiflung. Sie werden es vielleicht nicht glauben, doch viele Geistliche müssen heute zugeben, daß die Sorge um die eigene Seele zu einem ihrer Hauptprobleme geworden ist. Der Grund dafür liegt in der Vielzahl der Veranstaltungen, die sie zu bewältigen haben. Keinen Abend sind sie mehr zu Hause, weil sie die Jugend betreuen müssen und bei Veranstaltungen jeglicher Art eingeplant sind. Dann werden Menschen krank, und Hausbesuche werden fällig. So bleibt nur noch unangemessen wenig Zeit für die Predigtvorbereitung. Die Zeit reicht nicht mehr aus, um die Bibel zu lesen oder um zu beten. Dabei sind sie es doch, die eigentlich „vollzeitig" im Dienst stehen! Ich versichere Ihnen, daß die Pastoren mit genau den gleichen Zeitproblemen konfrontiert werden wie sie. Dies ist kein Sonderproblem der Ärzteschaft. Es gibt nur eine Antwort darauf, und die heißt: Selbstdisziplin.

Die richtige Perspektive

Ich meine schon, daß es Ihnen, meine Damen und Herren, sehr gut geht! Wissen Sie eigentlich, wieviel ein Anstaltsarzt 1921 in einem Universitätsklinikum an Gehalt bezog? Er erhielt gar nichts! Bei uns Studenten war an Heiraten überhaupt nicht zu denken. Selbst als Assistenzärzte kam uns der Gedanke nicht. Wir konnten es uns einfach nicht leisten. Wir hatten deshalb in dieser Richtung auch gar keine Erwartungshaltung. Doch der Krieg war kaum vorüber, da glaubte man plötzlich, man habe das Recht, immer alles sofort zu bekommen. Es mangelt an Disziplin, und, obgleich Sie Christen sind, werden Sie doch von der Mentalität dieser Welt beeinflußt.

Auf all das gibt es nur eine Antwort. Der Christ muß seine Nabelschau aufgeben, und er muß aufhören, sich in Selbstmitleid zu ergehen. Selbstschutz darf ihm nicht alles bedeuten. Ihm sind schließlich Gaben verliehen worden. Er hat sie sich nicht selbst errungen. Nein, Gott hat sie geschenkt. Die Aufgabe des Christen ist es nun, diese auch zur Ehre Gottes zu benutzen und dabei zu geben, was in seiner Macht steht. Was darüber hinausgeht, ist nur dadurch zu schaffen, daß wir alle unser Leben in Gottes Hand legen und glauben, er werde vorangehen und sein Volk kennen und lieben. In diesem Vertrauen machen wir uns auf den Weg. Das Großartige und Vordergründige ist dann nicht mehr das, woran wir unser Leben messen. Ist es Gottes Wille, daß jemand in leitender Funktion tätig ist, so soll er sich ohne Tricks und Intrigen auf den Weg machen. Hat Gott aber etwas anderes vor, so braucht dieser Mensch nicht unglücklich zu sein. Der Apostel Paulus hat diese Erkenntnis in seinem Bild von der Gemeinde als Leib Christi zusammengefaßt (s. 1. Korinther 12). Es muß in uns die Erkenntnis Gestalt gewinnen, daß wir tatsächlich Glieder am Leib Christi sind. Wo auch immer wir uns befinden, was immer wir sind, wir leben zu seiner Ehre. Dies ist der Kern des Neuen Testaments. Die große Entdeckung Martin Luthers war, daß ein Diener genauso zur Ehre Gottes den Boden wischen kann, wie ein Mönch zum gleichen Zweck in seiner Zelle betet. Alles, was wir tun, soll zur Ehre Gottes sein. Wir müssen uns dazu von uns selbst lösen. Das Ich ist unser vielschichtiges Problem. Überall tritt es hervor als Selbstmitleid, Selbstschutz, als Egoismus und als Überempfindlichkeit. Aus diesen entwickeln sich dann Eifersucht, Neid und alle unsere verletzten Gefühle. Das Christentum trifft also mitten ins Schwarze, wenn es verkündet: Verleugne dich selbst, nimm dein Kreuz und folge ihm nach. „Und für alle ist er gestorben, damit die, welche leben, nicht mehr sich selbst leben, sondern dem, der für sie gestorben und auferweckt worden ist" (2. Korinther 5.15). Gibt es denn irgend etwas, was so schlicht und doch so großartig ist? Der christliche Glaube macht uns frei von uns selbst, die wir doch so armselig sind.

Die richtige Lebenseinstellung

Die Probleme bleiben natürlich. Doch sie erscheinen in einem neuen Licht. Unsere Einstellung ihnen gegenüber ist entscheidend. Kehren Sie also dorthin zurück, wo Gott Sie haben will. Halten Sie Kontakt mit ihm, indem Sie in der Schrift lesen und beten. Nehmen Sie sich die Zeit. Sie werden immer wieder feststellen, daß die Zeit auch für andere Dinge übrig ist. Sehen Sie also zu, daß das Gespräch mit Gott an erster Stelle steht. Lassen Sie anderes warten; entspannen Sie sich, und lesen Sie die Bibel nicht in Eile. Werden Sie ruhig, lehnen Sie sich zurück und lassen Sie Frieden in ihr Herz. Dann macht Ihnen nämlich Ihr Bibelstudium Freude. Nur so werden Sie das christliche Weltbild in seiner ganzen Fülle in sich aufnehmen und auf Ihr Leben wirken lassen können.

Ich erinnere mich an einen Prediger, der uns vor einigen Jahren eine Geschichte über William Wilberforce erzählte. Mit dem, was damals gesagt wurde, kann ich keineswegs übereinstimmen. Auf dem Höhepunkt seiner Antisklavereikampagne kam einmal eine sehr fromme Dame auf Wilberforce zu und fragte ihn: „Mr. Wilberforce, was ist denn eigentlich die Seele?"

Wilberforce entgegnete sehr nachdrücklich: „Meine Dame, ich habe fast vergessen, daß überhaupt noch eine in mir ist."

Jenem Prediger von damals schien dies sehr zu gefallen. In seinem Feldzug für die Freiheit der Sklaven hatte Wilberforce also fast seine Seele vergessen! Doch das ist im Grunde genommen genau das Verkehrte. Es kann einem eigentlich kaum etwas Schlimmeres passieren, als wenn man bei seinem noch so lobenswerten Einsatz die eigene Seele vergißt. Das Ende vom Lied ist dann meistens eine innere Leere. So manches Mal hatte ich mit denjenigen zu tun, die ihr ganzes Leben lang im christlichen Dienst gestanden hatten und nun im Krankenhaus oder auf dem Sterbebett angekommen waren. Plötzlich erwachten sie, und die Tatsache wurde ihnen bewußt, daß sie nur für ihre Aktivitäten gelebt hatten. Sie hatten es versäumt, ihrer eigenen Seele die Lebensgrundlage zu erhalten. Keine Arbeit ist so wichtig, als daß sie auf Kosten der eigenen Seele zu leisten wäre. Was immer auch geschieht, die Beziehung zu Gott muß aufrecht erhalten werden. Wenn Sie das im Auge behalten, dann werden Ihnen viele Probleme, wenn nicht die meisten, nichts anhaben können.

Konzentration auf das Eigentliche

Es tut mir immer im Herzen weh, wenn ich gutmeinende Christen beobachte, wie sie mehr herumreisen und predigen, als es eigentlich ihre Zeit erlaubt. Wenn es sich hierbei um Ärzte handelt, muß man schon die Frage nach der eigentlichen Aufgabe stellen. Vielfach habe ich einfach das Gefühl, daß die Aktivitäten auf einem schlechten Gewissen beruhen. Ich kenne einige Fälle, bei denen ich ganz sicher bin, daß der gute Mann ursprünglich schon einen Ruf ins Missionsfeld spürte. Doch er tat dann nicht, was von ihm erwartet. Als er schließlich sehr erfolgreich in seinem Beruf wurde, versuchte er sein schlechtes Gewissen zu beruhigen, indem er sich aufs Predigen einließ. Doch sollten Sie immer bedenken, daß der praktizierende Arzt nicht in erster Linie dazu berufen ist zu predigen.

Lassen Sie sich das sagen! Als ich das Gefühl hatte, zum Prediger berufen zu sein, kehrte ich der Medizin den Rücken. Ich kam zu der Überzeugung, daß ich zuallererst zum Predigen berufen war. Nur hin und wieder betätigte ich mich noch ein wenig in der Medizin. Das Durcheinander in der Kirche heute ist darauf zurückzuführen, daß offensichtlich jeder den Job des anderen tut. So habe ich gehört, daß sich die Pastoren inzwischen in ihrer Ausbildung mit Psychiatrie zu befassen haben und damit halb Arzt, halb Geistlicher werden. Auf der anderen Seite fangen die Ärzte an zu predigen. Der Schuster sollte schon bei seinem Leisten bleiben. Wir müssen also das tun, wofür wir berufen, begabt und ausgebildet sind. Christliche Männer und Frauen sind nach meiner Meinung nur deswegen gesundheitlich zusammengebrochen, weil sie selbst an sich Hand anlegten, indem sie Dinge taten, die für sie nicht bestimmt waren.

Geben Sie niemals auf, Ihre Seele zu hegen und zu pflegen. Seien Sie niemals zu beschäftigt dafür. In jeder Beziehung liegen schwere Zeiten vor uns, nicht nur in der Medizin, sondern auch in Kirche und Gemeinde. Dies ist eine wirre Zeit. Der Ruf ist an uns alle ergangen, zu den Ursprüngen zurückzukehren und von dort einen Neuanfang zu wagen. Dies gilt sowohl für die Kirche als auch für die Medizin. Wir müssen auf jeden Fall aus dem gegenwärtigen Wirrwarr heraus. Und dies geht nur, wenn wir zu dem zurückkehren, was ursprünglich schon einmal Erkenntnis war.

SIEBEN

DAS ÜBERNATÜRLICHE IN DER MEDIZIN[1]

Der christliche Arzt hat mit Fragen zu diesem Phänomen immer wieder zu tun, ob sie nun vom Patienten, von den Angehörigen oder von interessierten Personen gestellt werden. Da ist jemand schwer erkrankt, und die Medizin hat ihr Äußerstes getan. Trotzdem geht es dem Patienten zunehmend schlechter, bis jemand die Möglichkeit der „Krankenheilung" in Betracht zieht. Plötzlich sieht sich der christliche Arzt mit einer Frage konfrontiert, zu der er Stellung beziehen muß.

Ein Gesprächsthema in Amerika

Für mich persönlich ist diese Frage durch ein Erlebnis aktuell geworden, daß ich vor zwei Jahren in Amerika hatte. Ungefähr fünf Monate war ich dort, als Mitglieder einer theologischen Akademie, die für ihre intellektuell-skeptische Haltung allem Gefühlsbetonten gegenüber bekannt ist, mich fragten, was ich denn von Heilungen im allgemeinen und von den Aktivitäten einer gewissen Kathryn Kuhlmann im besonderen hielte. Durch Zufall hatte ich gerade deren Buch „I Believe in Miracles" [Ich glaube an Wunder][2] gelesen. So interessierte es mich schon, warum man gerade auf dieses Thema zu sprechen kam. Ein bekannter Prediger hatte, wie ich erfuhr, Kathryn Kuhlman eingeladen, und ein Student der Akademie war von einem Freund angeregt worden mitzugehen. Man sei dort sehr mißgestimmt angekommen, doch freudig erregt und beein-

[1] Eine Ansprache anläßlich der Jahreskonferenz der Christian Medical Fellowship in Bournemouth, Mai 1971.
[2] Kathryn Kuhlman, ICH GLAUBE AN WUNDER, Schorndorf, 1968.

druckt wieder von dannen gezogen, und man habe seine Eindrücke nach Hause berichtet. Deshalb also war dieses Thema meinen Freunden so nahegerückt. Sie hatten schon viel darüber diskutiert, doch nun wollte man wissen, wie wir die Sache einschätzten.

Die zwei Grundeinstellungen dazu

Zum Thema „Heilungen" gibt es unter Christen zwei Grundeinstellungen. Da gibt es jene, die sich vom Augenschein über die Maßen beeindrucken lassen.

Diese Haltung tritt besonders dort in Erscheinung, wo sich die charismatische Bewegung ausbreitet. Doch auch an ganz unerwarteten Orten ist von ihr zu hören. Z.B. die Katholiken werden in diese Bewegung hineingezogen, ganz besonders in den Vereinigten Staaten und in Südamerika. Ein Buch unter dem Titel „Catholic Pentecostalism" [Katholisches Pfingstlertum] (Darton, Longmann & Todd, 1977) ist zu diesem Thema erschienen. Es fordert uns auf, über die Heilungsfrage gründlich nachzudenken. Diese ist nämlich so problematisch, weil man offensichtlich in ihrer Beurteilung allzuoft davon ausgeht, daß eine sachliche Beurteilung hierbei nicht zählt. Was wirklich zähle, sei, daß man ein persönliches Erlebnis mit dem Geist habe, der sich in besonderen Gaben manifestiere. Das bedeutet aber, daß man mehr oder weniger alles glauben kann, was man will, solange es nur von solchen Manifestationen begleitet wird. Ich sehe darin eine Kapitulation vor dem Phänomen. Es ist eine Auffassung, die, von vielen geteilt, davon ausgeht, daß alles mehr oder weniger von den Erscheinungen bestimmt wird.

Auf der anderen Seite gibt es jene, die alles in Bausch und Bogen verurteilen. Sie sind der Meinung, das Thema sei der Beachtung nicht wert. Schließlich habe man über die Jahre schon genug davon gehört. Je weniger man also damit zu tun habe, desto besser.

Die Ablehnungsfront

Ich möchte beide Grundeinstellungen etwas näher betrachten und werde mit der zuletzt erwähnten anfangen. Es gibt drei Gründe, warum solche Phänomene wie Wunderheilungen, Dämonenglaube und das Zungenreden ganz und gar abgelehnt werden. Der erste Grund ist nicht allzu argumentativ. Man lehnt ab, weil man über die Frage gar nicht erst gründlicher nachdenken will. Man geht von vornherein davon aus, es mit Psychologie, wenn nicht mit Schlimmerem, zu tun zu haben. Eine solche ablehnende Haltung beruht auf der Geringschätzung jener Leute, die bei so etwas mitmachen.

Denken wir an die medienwirksamen Ereignisse in Lourdes unter den Katholiken. Warum will man nicht wahrhaben, daß hier tatsächlich Wundersames geschieht? Es sind die Ursprünge von Lourdes, die hier im Wege stehen. Der Wallfahrtsort entstand damals aufgrund der Erlebnisse eines einfachen Bauernmädchens, das von sich behauptet, es habe eine Erscheinung der Jungfrau Maria gesehen. Man meint also, die Sache gar nicht weiter verfolgen zu müssen, da ohnehin alles Unsinn sei. Selbst wenn viel erzählt werde, so könne es trotzdem nicht wahr sein. Es sei vom Prinzip her nicht möglich und deshalb von vornherein abzulehnen.

Es gibt andere, die das Übernatürliche aufgrund von naturwissenschaftlichen Erwägungen nicht anerkennen wollen. Nach ihrem Dafürhalten stehen die Naturgesetze solchen Geschehnissen entgegen. Die Natur sei ein geschlossenes System, in dem das Prinzip von Ursache und Wirkung gelte. Deshalb seien Wunder nicht denkbar.

Es gibt eine dritte Gruppe, die man eigentlich bei den Bibeltreuen einordnen kann. Zu ihr gehören jene, die dem allen wenig Aufmerksamkeit schenken, denn sie halten an der Lehrmeinung fest, daß das Wundersame und alle Geistesmanifestationen mit den Aposteln aufgehört hätten. In dem Augenblick, da der vollständige Kanon vorgelegen habe, sei auch alles Übernatürliche zu Ende gewesen. Dies ist eine weitverbreitete Meinung.

Die Fakten

Dies waren also einige der Denkrichtungen, deren Vertreter auf keinen Fall wahrhaben wollen, daß Wunderheilungen heutzutage überhaupt möglich sind. Bei näherem Betrachten wird deutlich, daß es zunächst darum gehen muß, den Tatsachen ins Auge zu sehen. Es ist nämlich völlig unwissenschaftlich, Tatsachen nicht zur Kenntnis nehmen zu wollen. Eine Bereitschaft hierzu ist jedoch zu beobachten. Wir als Christen sollten uns dem aber keineswegs anschließen. Nehmen wir den Fall „Kathryn Kuhlman". Meines Wissens ist sie nun schon über vierzig Jahre Pastorin bei den Baptisten in Pittsburg. Sowohl den Pastoren der Stadt als auch den Ärzten ist sie keine Unbekannte mehr. Viele davon sind Älteste in angesehenen Kirchen und Gemeinden. Es handelt sich dabei keineswegs um wildgewordene Phantasten, sondern um ausgewogene Persönlichkeiten, die vernünftig denken können. Sie gehören auch nicht irgendeiner zwielichtigen, chaotischen Sekte an, sondern sind Gemeindeälteste mit gesundem Menschenverstand. Doch diese Männer sind bereit, öffentlich zu bekennen, daß sie die Behauptungen jener bestätigen können, die, einst mit organischen Leiden beschwert, schließlich geheilt worden sind. Es sind solche Erlebnisse gewesen, die sie bereit gemacht haben, die Arbeit von Dr. Kathry Kuhlman zu unterstützen. In ihrem zweiten Buch, „God Can Do It again" [Gott kann es wieder tun][1], sind Heilungsbeispiele beschrieben, die von Ärzten bestätigt worden sind. Jeder Arzt ist mit Namen genannt, es ist seine Qualifikation vermerkt und welche Stellung er im Krankenhaus bekleidete. In zwei oder drei Fällen waren es sogar die Ärzte selbst, die die Heilung erlebt hatten.

Was nun diese Zeugen angeht, fällt es mir schwer, Stellung zu beziehen. Weder kann ich behaupten, sie seien Lügner, noch kann ich glauben, daß sie irregeleitet worden sind. Alles, was man von diesen Leuten weiß, deutet darauf hin, daß sie verläßliche Zeugen sind. Es gibt eigentlich keinen Grund, warum sie solche Berichte verbreiten und damit unterstützen soll-

---

[1] Kathryn Kuhlman, GOD CAN DO IT AGAIN, Marshall, Morgan & Scott, 1969.

ten, wenn sie nicht von den Tatsachen überzeugt worden wären. Offensichtlich fühlen sie sich in die Pflicht genommen, davon zu erzählen.

Was mich betrifft, so ist es ein Büchlein von Alexis Carrell, das mich über die Jahre am meisten beeindruckt hat. Der Autor ist durch die nach ihm benannte Carrel-Lösung bekannt geworden, die kurz nach dem ersten Weltkrieg bei chirurgischen Eingriffen angewandt wurde. Aber Carrel schrieb auch jenes Büchlein über Wunderheilungen, in dem er berichtet, was ihm selbst widerfahren war. Er war zwar kein praktizierender Katholik, doch er fing an, sich für Lourdes zu interessieren. So entschied er sich, hinzufahren und selbst der Sache auf den Grund zu gehen.

In jenem Buch berichtet er von seiner Bahnfahrt und davon, wie er an Ort und Stelle einen Fall von Miliartuberkulose begutachten konnte. Jene Krankengeschichte hatte als Darmtuberkulose angefangen, doch inzwischen war der Endzustand erreicht. Noch im Zug hatte er den Patienten untersucht und dabei festgestellt, daß dieser sich in einem Extremzustand befand. Es war mehr als zweifelhaft, ob der Kranke Lourdes überhaupt noch lebend erreichen würde. Am nächsten Tag jedoch sah er mit eigenen Augen, wie dieser Mensch gesund wurde. Er konnte mit ansehen, wie der aufgeblähte Unterleib allmählich zurückging. Anschließend hatte er die Möglichkeit, den Patienten zu untersuchen. Er fand nicht das geringste Anzeichen auch nur irgendeiner Erkrankung.

Man begab sich schließlich zur medizinischen Betreuungsstation, die in Lourdes unterhalten wird, um diagnostische Einrichtungen zur Verfügung zu stellen. Ohne mit einer Erklärung aufwarten zu können, hat Carrel nur die Tatsachen berichtet.

Umdenken in der Wissenschaft

Interessant ist, in welchem Maß das Umdenken bei den Wissenschaftlern in den letzten Jahren fortgeschritten ist. Es gibt kaum einen Vorgang in der Geistesgeschichte, der erregender ist als dieser. Ich gebe nicht vor, alles davon zu verstehen;

doch ich begreife genug, um dem Wechselspiel der Argumente folgen zu können. Die wissenschaftliche Sicht des 19. Jahrhunderts hat man inzwischen verworfen. Die damals vorherrschende Theorie war deterministisch, mechanistisch und statisch in ihrer Ausrichtung. Ihre Grundlagen waren durch Descartes und Isaac Newton gelegt worden. Sie waren die Väter dieses Denkens, das Allgemeingut war. Die meisten von uns, die wir zur evangelikalen Tradition gehören, haben diese Denkweise angenommen, indem wir davon ausgegangen sind, daß nur diese wirklich wissenschaftlich ist.

Doch Tatsache bleibt, daß ein völlig neuer Denkansatz bei den Arbeiten Einsteins und anderer herausgekommen ist, der durch die Relativitätstheorie und die Quantentheorie weitgehend geprägt wird. Die besten Wissenschaftler geben inzwischen zu, daß unsere Kenntnis von den sogenannten Naturgesetzen sehr bruchstückhaft ist. Was wir nämlich unter „Naturgesetzen" verstanden haben, beschreibt jeweils nur einen Teil dessen, was gegenwärtig abläuft und nur einen Teil aller Phänomene. Das, was diese Gesetze abdecken, beschreiben sie zwar korrekt. Doch sie können eben nur bestimmte allgemeine Modelle beschreiben. Die Wissenschaftler sprechen diesen Modellen nun nicht plötzlich die Existenzberechtigung ab, noch bestreiten sie, daß innerhalb dieser Modelle von der Beziehung zwischen Ursache und Wirkung die Rede sein kann. Doch was man entdeckt hat, ist, daß es weitere Faktoren gibt, die nicht mehr durch die traditionellen Naturgesetze erfaßt werden können.

Heute spricht man von „Unbestimmtheit" und „Unschärfe". An die Stelle von Bestimmtheit ist Wahrscheinlichkeit getreten. Es ist eine neue Offenheit entstanden. So las ich kürzlich einen Artikel, dessen Autor den Gedanken zur Diskussion stellt, daß selbst die Naturgesetze einem Wandel unterworfen seien. Danach wäre z.B. die Lichtgeschwindigkeit keine feste Größe mehr. Aber auch andere Phänomene würden sich ändern. Aufgrund dieser neuen wissenschaftlichen Sicht wird keineswegs mehr mit gleicher Überzeugung gelehrt, die Naturgesetze regierten jedes Ereignis. Energie sieht man in einem ganz neuen Licht, so daß nur noch von Wahrscheinlichkeitszuständen die Rede ist. Der Bereich des Denkbaren hat sich so geöffnet, daß es keine Rechtfertigung mehr dafür gibt, das Verhältnis von Ursache und Wirkung prinzipiell festzuschreiben.

Die neue Sicht wird sich vielfältig auswirken. Dieser Wandel hat gerade für uns Christen etwas sehr Ermutigendes. So bedeutete das alte Weltbild doch, daß jede persönliche Stellungnahme im Grunde genommen nichtig war, denn jeder Denkprozeß war ja angeblich die vorherbestimmbare Wirkung, einer bestimmten Ursache. Diesen ganzen Vorgang sah man als mechanistisch an, und was ein Mensch glaubte, war das Resultat von Kräften außerhalb seiner selbst. Es gab keinen freien Willen mit einer daraus wirkenden Kraft. Zum Schluß blieb nichts anderes übrig, als auch Gott auszuschließen. Wenn man davon ausging, daß die Natur ein geschlossenes System war, dann hatte man auch Gott nicht mehr nötig. Eigentlich war auch gar kein Raum mehr für ihn da. So glaubten die wenigsten Wissenschaftler an ihn. Wir haben uns nun mit diesem großen Wandel in der Naturwissenschaft gründlicher befaßt, als es unser eigentliches Thema erwarten ließ.

Die Bibel sieht es anders

Wir wollen uns jetzt der biblisch geführten Argumentation gegen das Wundersame zuwenden. Ich selbst habe mich immer außerstande gefühlt, der weitverbreiteten Lehrmeinung zuzustimmen, daß alles, was in den Bereich des Wunderbaren und Übernatürlichen gehört, wie es in neutestamentlicher Zeit in Erscheinung getreten war, mit dem apostolischen Zeitalter zu Ende gegangen sein soll. Es gibt nicht eine einzige Schriftstelle, die das bezeugt! Auch finden wir keine indirekten Anspielungen. Bekannt ist dagegen, daß Tertullian und Augustinus apologetisch für ihren christlichen Glauben stritten, indem sie sich auf die zu ihrer Zeit geschehenen Wunder beriefen. Unter den Fachleuten ist man sich auch keineswegs einig, ob man solches Beweismaterial nun pauschal verwerfen kann oder nicht. Ich selbst habe mich immer besonders für die kirchengeschichtliche Epoche der frühen schottischen Reformatoren interessiert. Es sind aus dieser Zeit Dinge überliefert, die mich stark beeindruckt haben. Es liegen Berichte aus dem Leben von John Welch vor, dem Schwiegrsohn von John Knox, aus denen hervorgeht, daß auch damals Wunder unter den merkwürdigsten Umständen geschahen. Alexander Peden war ein Mann dieser Zeit. Für mich steht zweifellos fest, daß er die Gabe der Prophetie besaß und Dinge voraussagte, die tatsächlich eintrafen. Die Berichte sind authentisch, und man kann sie in den zwei großen Bänden der „Selected Biographies" nachlesen, die von der Woodrow Society herausgegeben worden sind.

Wunder nur epochenweise

Der Bibel ist zu entnehmen, daß übernatürliche Ereignisse epochenweise in Erscheinung traten. Im Alten Testament ist dies ganz eindeutig. Solche Dinge ereigneten sich zu gegebener Zeit zu einem bestimmten, offensichtlichen Zweck. Aber auch im Neuen Testament ist dies teilweise zu beobachten. Wir erfahren dort, daß der Geist Herr über all diese Erscheinungen ist und daß er seine Gaben nach eigenem Gutdünken verteilt. Dies bedeutet also, daß Wunder jederzeit möglich sind, den Wunsch Gottes dazu vorausgesetzt. Wer sind wir denn, daß ausgerechnet wir bestimmen wollen, wann etwas zu geschehen hat?

Wenn man das Zeitalter des Christentums einmal im ganzen betrachtet, kann man zweifellos feststellen, daß ganz zu Anfang eine Fülle wundersamer Ereignisse stattgefunden hat, wobei sehr bald ein Rückgang zu verzeichnen war. Wie ich schon sagte, kann ich mich nicht damit zufriedengeben, wenn behauptet wird, es sei damals alles zu Ende gegangen. Man muß allerdings zugestehen, daß im großen und ganzen in der Zwischenzeit nicht allzuviel passiert ist. Während der großen Erweckungsperioden, die im Laufe der Kirchengeschichte wiederholt in Erscheinung traten, waren die Begleitumstände weniger von Wunderwirkungen geprägt als vielmehr von außergewöhnlicher Verkündigungsvollmacht und tiefem Überzeugungswirken. Hinzu kam jeweils das Element großer Freude. All dies obliegt der Herrschaft des Geistes. Die Tatsache, daß es sich im Zeitalter des Christentums so und nicht anders verhalten hat, ist kein Beweis dafür, daß es nicht zu einem bestimmten Zeitpunkt zu einer Wiedereinführung vielleicht ganz anderer Erscheinungen kommen wird und dies besonders im Hinblick auf das nahende Ende unseres Zeitalters. Wer sich schon einmal in die einschlägige Literatur vertieft hat, wird Begebenheiten und Ereignisse kennengelernt haben, die keineswegs zu erklären sind, es sei denn, man rechnet mit ihrem übernatürlichen Ursprung. Es sieht so aus, als gewähre Gott sie für den Anfang einer bestimmten Arbeit oder wenn es darum geht, der Wahrheit ein besonderes Zeugnis auszustellen.

Neues Denken auch in der Medizin

Es gibt aber andere Tatsachen, auf die wir noch nicht angemessen eingegangen sind. Eine Reihe medizinischer Aspekte ist bisher unberücksichtigt geblieben. Ich denke an Berichte von spontanen Heilungen und dabei ganz besonders an Rückbildungen von Geschwulsten. In Cincinnati lernte ich einen Mann kennen, der in der medizinischen Forschung tätig war. Er hatte in Chicago mit zwei Kollegen zusammengearbeitet, die 244 Fälle von spontanen Krebsheilungen aus der amerikanischen Literatur gesammelt hatten. Hier ist ein Fall, der ganz typisch ist: Bei einem Patienten wird ein Tumor im Bauchraum festgestellt, und der Chirurg entscheidet sich für die Operation. Doch als er den Bauch öffnet, muß er feststellen, daß sich der Tumor schon sehr ausgebreitet hat. Weil an eine Entfernung nicht mehr zu denken ist, entschließt sich der Chirurg, sofort wieder zuzunähen. Am Tumor kann er nichts tun. Doch kurze Zeit später beginnt der Patient, sich zu erholen, und etwas später sind alle Krankheitszeichen spurlos verschwunden. Solche Beispiele mögen selten sein, aber sie kommen vor. Bei anderen Fällen wieder trat zu einem fortgeschrittenen, bösartigen Tumor eine weitere Erkrankung hinzu, ein Fieberschub oder eine Infektion; und noch im Verlaufe dieser kritischen Zuspitzung begann sich das Tumorproblem aufzulösen. Es ist sicher notwendig, sich mit solchen Vorkommnissen näher zu beschäftigen, um Erklärungen vielleicht bei den noch recht unerforschten Mechanismen des Immunapparates zu finden. Solche Erkenntnisse würden uns jedenfalls davor bewahren, dogmatisch und voreingenommen zu werden.

Ansichten aus jüngster Vergangenheit

Man hat viel darüber spekuliert, welche Rolle Substanzen und physio-pathologische Prozesse dabei spielen, wenn Immunität ausgelöst wird. So manche beachtenswerte Ansprache ist zu diesem Thema gehalten worden. Aber eins habe ich mit Genugtuung festgestellt: Die Menschen fangen an zu begreifen, daß es um den ganzen Menschen geht, daß wir also nicht mehr unser Hauptaugenmerk auf das Lokalgeschehen im Körper richten dürfen. Es geht eine Tyrannei zu Ende, die uns ausschließlich in den Denkkategorien der pathologischen Anatomie und der Pathologie gefangengehalten hat.

Schon öfter habe eine Geschichte erzählt, die diesen Zusammenhang humorvoll illustriert: Man hatte mich zum Predigtdienst eingeladen. Und als wir gerade ein Lied sangen, beobachtete ich zufällig, wie ein Pastor dieser Stadt, den ich schon länger kannte, von zwei Personen mehr oder weniger hereingetragen und auf einem für ihn reservierten Platz niedergesetzt wurde. Ich vermutete, daß es sich bei seiner Behinderung um eine rheumatische Arthritis handelte. Am Schluß des Gottesdienstes brachte man ihn zu mir, denn er wollte mich etwas fragen. Er erzählte, er habe nach langem Hin und Her endlich ein Bett im Royal Mineral Hospital von Bath zugewiesen bekommen, und er wolle sich nun zur Behandlung dorthin begeben. Was ihn jetzt so beunruhige, sei, daß er am Tag vorher die Nachricht erhalten habe, er müsse sich impfen lassen, bevor er das Bett in Anspruch nehmen könne. Er sorgte sich darum, daß ihn in seinem gebrechlichen Zustand die Impfung umbringen könnte. Was sollte ich da nun raten? Sollte er sich impfen lassen oder nicht? Ich meinte damals, er sei immerhin in der glücklichen Lage, in jenem berühmten Krankenhaus ein Bett erhalten zu haben, so daß er es um jeden Preis in Anspruch nehmen sollte. Nur ganz nebenbei bemerkte ich noch: „Wer weiß, wie gut Ihnen diese Impfung tun wird. Vielleicht hilft sie Ihrem Allgemeinzustand." Nach diesen Worten gingen wir auseinander. Ich sah diesen Mann gute sechs Monate nicht. Doch als wir uns dann wieder begegneten, kam er ohne jede Behinderung auf mich zugelaufen.

„Die Behandlungsmethoden im Royal Mineral Hospital sind offensichtlich sehr erfolgreich", rief ich ihm entgegen.

„Ich war gar nicht dort", gab er zur Antwort.

„Wie denn, Sie waren nicht dort?" Ich war erstaunt.

„Es war, wie Sie vorausgesagt hatten. Auf die Impfung stellte sich eine so heftige Abwehrreaktion ein, daß ich dadurch wohl gesund geworden bin." Ihm fehlte offensichtlich nichts mehr!

Gesundheit, eine Frage des Gleichgewichts?

Es lohnt sich, über das Verhältnis von Gesundheit und Krankheit ernsthaft nachzudenken. Ist es doch eine Tatsache, daß die Erhaltung der Gesundheit ein sehr hochentwickelter und empfindlicher Mechanismus ist. Alles ist eine Frage des Gleichgewichts.

Im menschlichen Körper sorgt ein Wechselspiel dafür, daß Gesundheit und Krankheit jeweils ein wunderbares Gegengewicht zueinander bilden. Schon vor fünfzig Jahren las ich das Standardwerk „Infection and Resistance" [Infektion und Abwehr], das sich unter anderm mit Antikörpern befaßt und dabei den ständigen Kampf zwischen Gesundheit und Erkrankung herausstellt. Bei diesem geht es nicht nur um die Infektionen selbst, sondern um Erkrankungen jeder Art. Es gibt Kräfte, die Erkrankungen hervorrufen, und diese werden wiederum von Gegenkräften unter Kontrolle gehalten. Der Schluß liegt also nahe, daß es viele Faktoren sind, die Krankheit hervorrufen. Jeder davon ist imstande, den Kontrollmechanismus nachhaltig zu stören und ihn zeitweise außer Kraft zu setzen. Es kann sich dabei um einen Schock handeln, einen Unfall oder eine Infektion. Auch viele ander Faktoren kommen in Frage. Worum es sich dabei auch immer handelt, auf jeden Fall gerät jener Mechanismus durcheinander, der im Normalfall den Krankheitskräften entgegenwirkt, so daß er diese Aufgabe nicht mehr erfüllen kann.

Wenn wir folgerichtig denken, müssen wir auf der anderen Seite genauso davon ausgehen, daß Gesundung Resultat der verschiedensten Faktoren sein kann. Gewöhnlich verabreichen wir dieses oder jenes Medikament. Vielleicht greifen wir dabei unmittelbar den Krankheitserreger an. Doch trotz dieser direkten Eingriffsmöglichkeit, versuchen wir auf der anderen Seite immer noch, die körpereigenen Abwehrkräfte zu mobilisieren. Dies ist eine althergebrachte Methode. Früher haben wir unsere Tuberkulosepatienten in die Schweiz geschickt. Warum? Es ging uns darum, die Widerstandskräfte zu stärken. Damals hatten wir noch nichts, womit wir die Bakterien unmittelbar bekämpfen konnten. So konzentrierten wir uns darauf, die Widerstandskraft des Patienten aufzubauen. Hatte man erst einmal durch entsprechende Behandlung die Abwehrkräfte gestärkt, so stellte sich schnell wieder ein Gleichgewicht ein. In der medizinischen Fachliteratur häufen sich inzwischen die Beispiele, die diesen Zusammenhang untermauern. Einen weiteren Faktor dürfen wir keineswegs übergehen. Wir müssen uns nämlich durchaus fragen, welche Rolle der „Lebenswille" spielt. Worauf ich hinaus will, ist, daß wir Krankheit immer eher mechanistisch gesehen haben. Viel zu oft sind wir dabei über den Patienten hinweggegangen, und wir haben dabei im Grunde genommen außer acht gelassen, wie fein und zerbrechlich jenes Gleichgewicht ist, das uns gesund erhält.

Unverhofft kommt oft — auch in der Medizin

Ich möchte ihnen noch eine weitere Geschichte erzählen. Immer wenn ich an sie denke, werde ich an den größten Diagnoseirrtum meines Lebens erinnert. Es war das Jahr 1928, und ich predigte zum ersten Mal an zwei Tagen in einer kleinen walisischen Kapelle. Bevor ich nach Hause fuhr, aß ich noch bei der alten Dame zu Abend, bei der ich untergebacht war. Sie war ein Unikum, ein richtiger kleiner Tyrann ihrer Umgebung. Plötzlich lehnte sie sich über ihren Teller zu mir herüber und sagte: „Wollen Sie wohl einer alten Frau einen Gefallen tun?"

„Natürlich, wenn ich kann, werde ich es gern tun", antwortete ich.

„Werden Sie im nächsten Jahr wieder auf unseren Versammlungen predigen?"

„Gut", sagte ich, „ich komme." Dann aßen wir weiter. Nach einer Weile lehnte sie sich erneut über den Tisch und fragte: „Wollen Sie einer alten Frau noch einen Gefallen tun?"

„Das hängt davon ab, was es ist."

„Ich bin ganz sicher, daß Sie es tun können. Wollen Sie mir versprechen, jedes Jahr auf unserer Veranstaltung zu sprechen, solange wir beide am Leben sind?"

Aus ihren Erzählungen wußte ich bereits, daß sie 79 Jahre alt war. Ihre Haut war schon pergamenten dünn, und so sagte mir mein gesunder Menschenverstand, daß es wohl überhaupt kein Risiko bedeuten würde, ihrem Anliegen entgegenzukommen. Ich schlug also ein.

Das war 1928. Ob Sie es glauben oder nicht, bis 1939 mußte ich jedes Jahr dorthin fahren und predigen. Wäre nicht der zweite Weltkrieg dazwischengekommen, in dessen Verlauf sie wegen des nahegelegenen Flugplatzes nach Mittelwales evakuiert wurde, ich hätte mich bis zu ihrem Todesjahr 1942 auf den Weg machen müssen.

Aber das, was die Geschichte für unser Thema interessant macht, kommt noch. Um das Jahr 1936 herum bekam unsere alte Dame eine fürchterliche Bronchitis und schließlich eine Lungenentzündung. Es gab damals noch keine Antibiotika, und die Sulfonamide kamen gerade erst auf den Markt. Sie war schwer krank, und sie brauchte Intensivpflege. Man hatte nach den Angehörigen geschickt, und jedermann, einschließlich der Ärzte, war überzeugt, daß das Ende nahe war. Eines Morgens, es war vielleicht drei Uhr, setzte sie sich plötzlich im Bett auf und sagte: „Geben Sie mir den Kalender dort von der Wand!" Alle dachten natürlich, daß das wohl das Delirium sei. Doch sie bestand auf ihrem Wunsch, und man reichte ihr den Kalender. Sie schaute darauf und blätterte die Seiten vor und zurück. Das war eigentlich ganz typisch für ein Delirium.

Und dann wandte sie sich plötzlich an die anwesenden Schwestern und Angehörigen und sagte: „Er kommt ja schon in sechs Wochen!" Sie hatte den Termin für meinen jährlichen Besuch ausgerechnet. Von genau diesem Augenblick an fühlte sie sich zunehmend besser, und es ging bergauf mit ihr.

Mit dieser Geschichte wollte ich Ihnen vor Augen führen, daß es eine Vielfalt von Faktoren gibt, die wir einerseits zwar immer wieder außer acht lassen, die aber anderseits sehr wohl auf das so empfindliche Wechselspiel von Gesundheit und Krankheit einwirken. Zu diesen Faktoren möchte ich auch den Glauben zählen; ich meine Glaube in jeder Form. Wenn wir von unserem Grundgedanken ausgehen, dürfte es eigentlich keine Rolle spielen, welche Form Glaube annimmt. Wir können hier nicht einfach irgendwo Grenzen ziehen. Vergessen wir nicht, daß es Menschen gibt, die anscheinend über eine natürliche „Heilungsgabe" verfügen. Das ist etwas, was ich nicht verstehe. Aber eins bleibt klar: So wie es viele krankmachende Einflüsse gibt, so können auch viele Einflüsse gesund machen, nicht nur der christliche Glaube, sondern Glaube jeder Ausprägung wie z.B. der Glaube an „charismatische" Persönlichkeiten. Aber auch Psychologisches mag hineinspielen, intensive Gefühlsregungen, ein Schock, die Aktivität unreiner Geister, alles kann ein Rolle spielen.

Grundüberzeugungen und Prinzipien

Ich komme nun zu meinen Schlußfolgerungen. Wir als Christen sollen nicht deshalb an Wunder glauben, weil es, wie wir gehört haben, gute Argumente dafür gibt, sondern, weil wir an die Bibel glauben. Unser Glaube an Gott versetzt uns in die Lage, ohne Probleme das Wundersame als gegeben hinzunehmen und zu glauben, daß Wunder nach dem Willen Gottes jederzeit geschehen können. Was ich versucht habe zu vermitteln, war mehr apologetischer Natur; es sollte niemals die Grundlage für unseren Glauben bilden. Es scheint mir geradezu ein Widerspruch zum christlichen Glauben zu sein, wenn wir sagen: „Ja, ich kann an Wunder glauben, weil uns die Wissenschaft diese neuen Einsichten vermittelt, weil Krankheit und Gesundheit in diesem neuen Licht gesehen werden." Wir glauben vielmehr deshalb an Wunder, weil wir der Schrift glauben. Das, wovon ich gesprochen habe, mag unserer Grundüberzeugung eine argumentative Hilfe sein, besonders dann, wenn es um folgendes geht.

Wir müssen nämlich sehr aufpassen, daß wir nicht dem gleichen Irrtum erliegen, dem die katholische Kirche bei Kopernikus und Galilei erlag. Die Führer dieser Kirche leugneten die Fakten, weil sie nicht in ihre Theorie paßten. Sehen wir also zu, daß wir nicht auch an diesem Punkt gefangen werden, daß wir Tatsachen nicht anerkennen, weil unsere Theorien dagegen sprechen. Manchmal habe ich die Befürchtung, daß unser Dogmatismus dem der Kommunisten nicht nachsteht. Was wir herausfinden, dürfen wir nicht einfach aufgrund theoretischer und dogmatischer Erwägungen beiseiteschieben. Wir müssen uns vielmehr ein offenes Ohr bewahren und bereit bleiben, Gegebenheiten zu akzeptieren.

Gleichzeitig möchte ich aber unbedingt betonen, daß wir eine gesunde kritische Haltung allem gegenüber behalten sollten, was uns zu Ohren kommt. Aber unsere Kritikfähigkeit muß nach allen Seiten ausgebildet sein. Sowohl der Wissenschaftsgläubigkeit als auch der Fabulierkunst mancher religiöser Gruppen gegenüber ist Wachsamkeit angezeigt. Ganz langsam fangen auch die Wissenschaftler an, kritisch zu werden. Alles ist offensichtlich vielschichtiger, als der Mensch vermutet hat; die Wahrscheinlichkeiten erstrecken sich in eine schier unendliche Dimension. Und der Mensch kennt davon nur einen Bruchteil. Weil wir uns in einer einzigen Facette dieser Vielfalt ausgekannt haben, sind wir davon ausgegangen, wir wüßten gleich alles. Aber das stimmt eben nicht. Sie werden sich erinnern: Es ist in der Physik längst nicht mehr von „Bestimmtheit" die Rede, sondern von „Unbestimmtheit" und „Unschärfe".

Was nun unseren theologischen Standpunkt angeht, so gibt es wohl eine wichtige Erkenntnis: Wir dürfen es auf keinen Fall zulassen, daß unsere Lehre von dem bestimmt wird, was sich vor unseren Augen abspielt. Dies ist nach meinem Dafürhalten eine Gefahr für so manchen guten Christen. Wie ich schon sagte, gibt es heute viele Geblendete, die bereit sind zu verwerfen, was sie einst geglaubt haben.

Was die Bibel uns lehrt

Aus der Bibel wissen wir, daß nur sie allein uns lehren will. Jannes und Jambres, die beiden Zauberer am ägyptischen Hof, konnten viel von dem vollbringen, was auch Mose und Aaron taten. Aber auch unser Herr warnte, daß Menschen zu ihm kommen würden mit den Worten: „Herr! Herr! Haben wir nicht durch deinen Namen geweissagt und durch deinen Namen Dämonen ausgetrieben und durch deinen Namen viele Wunderwerke getan?" Jesus widerspricht dieser Behauptung und den Tatsachen nicht. Und doch kündigt er an, er werde dann entgegnen: „Ich habe euch niemals gekannt. Weicht von mir ihr Übeltäter!" (Matthäus 7.22-23). Überall in der Bibel werden wir angewiesen, die Geister auf die Probe zu stellen, zu prüfen und zu untersuchen. Die Bibel lehrt uns, daß es viele Mächte und Gewalten gibt, die in der Lage sind, Schaubares und Wirksames hervorzubringen, wobei so manche Wirkung von einem unreinen Geist ausgeht. Wonach sollen wir uns also richten? Jedenfalls nicht nach dem, was vor Augen ist. Wir treffen unsere Entscheidungen allein aufgrund biblischer Erwägungen. Wundersame und übernatürliche Geschehnisse sind nicht in erster Linie dazu da, einen geistlichen Dienst zu bestätigen. Die Warnung unseres Herrn gilt noch immer: „Denn es werden falsche Christi und falsche Propheten aufstehen und werden große Zeichen und Wunder tun, um so, wenn möglich, auch die Auserwählten zu verführen (Matthäus 24.24)."

Vielleicht fragen Sie jetzt, wie ich denn im konkreten Fall entscheide. Das kann tatsächlich sehr schwierig werden. Kathryn Kuhlman gehört für mich in diese Kategorie der schwer zu entscheidenden Fälle. Sie predigt zwar den Herrn Jesus Christus, und ihre Lehre scheint korrekt zu sein. Aber das macht bei ihr gerade die Schwierigkeit aus, denn es gibt noch eine Reihe anderer Elemente in ihrem Dienst, die eher fragwürdig sind. Während ich 1969 in den USA war, hörte ich sie an mehreren Tagen im Radio. Da gibt es vieles in ihrem Dienst, was mich außerordentlich stört. Sie bringt offensichtlich ein wirkungsvolles psychologisches Element mit hinein, das von ihrer unecht gekünstelten Stimme unterstützt wird. In ihren Zusammenkünften wird viel gelacht, und es werden reichlich Späße getrieben, womit sie sich immer wieder hervortut. Aber von grundlegenderer Bedeutung ist natürlich die Frage nach der Lehrberechtigung der Frau!

Der Auftrag zu heilen

Wir müssen uns auf bestimmte Grundprinzipien zurückbesinnen, die sowohl im Neuen als auch im Alten Testament gelehrt werden. Eine dieser Grundregeln ist, daß biblische Wunder niemals Tage vorher angekündigt werden. Vielmehr erging immer unmittelbar vorher der Auftrag an die entsprechende Person. Als Beispiele seien hier nur Petrus und Johannes und der Mann am Tempeltor genannt oder auch Paulus mit dem Kranken von Lystra. Die Apostel wußten nicht schon vorher, daß sie ein Wunder tun würden. Ich glaube, der Befehl erging unmittelbar in der Situation. Man experimentierte nicht etwa, und in der ganzen Apostelgeschichte wird von keinem einzigen Fehlschlag berichtet. Immer spielt innere Sicherheit, Zuversicht und Vertrauen die tragende Rolle. Ich denke, daß dies als Ergebnis des göttlichen Auftrags so war. Der Angesprochene wußte also immer im rechten Augenblick, daß ein bestimmtes Wunder geschehen würde.

Man kann feststellen, das die Wirkung eines Wunders auf die Beteiligten immer dadurch gekennzeichnet war, daß die Menschen mit Ehrfurcht, ja sogar mit Furcht erfüllt wurden. Die Betroffenen konnten nur noch ausrufen: „Wir haben Wunderbares heute geschaut! Alle Ehre dem Herrn!" In einigen der heute vielbesuchten Heilungsgottesdiensten dagegen ergeht man sich in Witzeleien und Gelächter. Die Leiter rühmen sich dessen sogar. Ich meine aber, der Bibel entnehmen zu können, daß jedes Sichtbarwerden der Kraft Gottes ehrfurchteinflößend ist und damit jeden Geist flüchtiger Ausgelassenheit von vornherein ausschließt.

Das Gebet des Glaubens

Ich muß noch ein klärendes Wort zum Begriff „Glaubensheilung" hinzufügen. Sie werden sich sicher daran erinnern, daß es im Jakobusbrief heißt: „Und das Gebet des Glaubens wird den Kranken retten" (Jakobus 5.15). Dann gibt es die Aussage im Markusevangelium:

„Und Jesus antwortet und spricht zu ihnen: Habt Glauben an Gott! Wahrlich ich sage euch: Wer zu diesem Berg sagen wird: Hebe dich empor und wirf dich ins Meer! und nicht zweifeln wird in seinem Herzen, sondern glauben, daß geschieht, was er sagt, dem wird es werden. Darum sage ich euch: Alles, um was ihr auch betet und bittet, glaubt, daß ihr es empfangen habt, und es wird euch werden" (Markus 11.22-24).

Wir alle kennen wahrscheinlich Mitmenschen, die versuchen, sich im Glauben hochzuarbeiten. Dies ist das Verkehrteste, was man tun kann. Ich meine, der Glaube, auf den unser Herr anspielt und den Jakobus mit dem „Gebet des Glaubens" meint, ist genauso ein Geschenk. Für mich bilden dieser Glaube und jener Auftrag an alle, die seither Wunder gewirkt haben, eine Kategorie. Dieser Glaube beinhaltet nicht, daß wir hier und da einmal einen Versuch machen oder daß wir am Sonntag abkündigen, am Donnerstag sei ein Heilungsgottesdienst geplant. Niemand kann so etwas ernsthaft ankündigen, denn woher sollte er es vorher wissen? Jedes wahrhaft gottgewirkte Wunder, genauso wie das Gebet des Glaubens, ist ein Geschenk Gottes. Niemand kann sich diese Dinge erarbeiten. Sie stehen einem zur Verfügung, oder nicht, je nachdem, wie Gott es in seiner Souveränität zuteilt.

Die biblische Haltung

Ich möchte folgendes noch abschließend bemerken: Wir sollen durchaus daran festhalten, die Krankheiten auf herkömmliche Weise zu heilen. Im Normalfall will Gott unseren Gesundheitsstörungen auf diese Weise begegnen, nämlich durch die therapeutischen Fertigkeiten, die er dem Menschen verliehen hat und durch die Heilmittel, die er in Überfülle in die

Natur hineingegeben hat. Natürlich geht er auch den außergewöhnlichen Weg, indem er das Gebet des Glaubens erhört. Doch solche Geschehnisse sollen uns nicht, wie wir besprochen haben, kopflos machen; vielmehr sollte unsere Wachsamkeit herausgefordert werden. Unsere Theologie darf davon nicht durcheinandergebracht werden, noch sollen wir nur deshalb unsere biblische Haltung aufgeben, weil uns etwas vor Augen überzeugen will. Alles muß unserer Prüfung standhalten. Sofern wir dazu in der Lage sind — und die Entwicklung in den letzten Jahren hat, wie wir gesehen haben, dazu beigetragen — sollen wir durchaus den Versuch unternehmen, Erklärungen für dieses oder jenes Phänomen zu finden. Doch an einem müssen wir festhalten, daß bei Gott kein Ding unmöglich ist (s. Mathäus 19.26).

Gott kann heute noch genauso Wunder tun wie in vergangenen Zeiten. Vielleicht sollte sich unsere Erwartung diesbezüglich noch verstärken, wenn wir feststellen, daß die Tage dunkler werden und die Mächte des Bösen in außergewöhnlicher Aggressivität und Machtentfaltung zutage treten. Es ist sicher verkehrt, aufgrund dogmatischer Erwägungen alles zu negieren, was Manifestationen der Kraft Gottes sein könnten. Es gilt deshalb noch immer die Mahnung des Apostel Paulus an die Thessalonischer: „Den Geist löscht nicht aus! Weissagungen verachtet nicht, prüft aber alles, das Gute haltet fest" (1. Thessalonicher 5.19-21). Sehen wir zu, daß wir nicht aus Furcht unkritisch und gutgläubig werden; doch gleicherweise gilt auch, daß wir den Geist nicht auslöschen oder daran schuldig werden, die Kraft Gottes auf das Maß unserer Erkenntnis zu reduzieren.

ACHT

GANZHEITSMEDIZIN — AUCH FÜR CHRISTEN?[1]

Ein neuer Begriff hat in der medizinischen Fachsprache Einzug gehalten. Uns wird nahegelegt, nicht länger in den Schablonen der Fachbereiche zu denken, sondern anzufangen, den „ganzen Menschen" in Augenschein zu nehmen. Abhängig davon, in welchem Zusammenhang dieser Begriff verwendet wird, kann er eine Worthülse sein oder große Tragweite haben. In der Mehrzahl der Fälle hat man allerdings doch eher den Eindruck, daß es sich lediglich um das neue Schlagwort einer gefühlsbetonten Denkrichtung handelt, die gegenwärtig überall an Boden gewinnt.

Der ganze Mensch

Was ist eigentlich damit gemeint, wenn wir vom „ganzen Menschen" reden? Wie können wir ihn definieren? Was heißt „ganz"? Der Fachbereich „Psychosomatische Medizin" hat diesen Begriff populär gemacht, doch ist nie eine angemessene Definition nachgeliefert worden. Der Gedanke vom ganzen Menschen ist wohl auf christliche Quellen zurückzuführen. Doch hier schon am Ursprung hat man sich offensichtlich nicht allzuviel Gedanken darüber gemacht, was hinter diesem Begriff steckt. Auch als ein Bedeutungswandel eintrat und er aus dem anfänglichen Sinnzusammenhang genommen wurde, war man nicht sehr kritisch. Wenn wir uns etwas näher mit diesem Zusammenhang beschäftigen, werden wir mit Verwunderung feststellen, mit welcher Leichtigkeit wir generell neue

[1] Aus einer Ansprache bei einer Zusammenkunft christlicher Ärzte 1957.

Wortschöpfungen aufnehmen und diese benutzen, indem wir davon ausgehen, daß sowohl wir selbst als auch der Zuhörer genau weiß, was damit gemeint ist. Im folgenden möchte ich deshalb diesen Begriff etwas eingehender unter die Lupe nehmen. Dabei sollten wir uns klarmachen, daß wir mit dem Evangelium die beste Definitionsgrundlage vorliegen haben. Immer wieder lesen wir dort von unserem Herrn, daß denjenigen, die zu ihm kamen, im ganzen Heil widerfuhr. Wenn wir uns jeweils den Zusammenhang anschauen, werden wir feststellen, daß wirklich immer eine ganzheitliche Heilung eingetreten war.

Psychosomatische Medizin

Es ist mir nicht entgangen, daß durch die Veröffentlichungen in der Fachliteratur unser gesamter Berufsstand mit etwas konfrontiert wird, was bisher häufig übersehen worden ist. Die meisten Ärzte machen zwar zumindest theoretisch Zugeständnisse an die psychologischen und geistlichen Aspekte der Behandlung ihrer Patienten. Doch es wäre verfrüht, zuviel Optimismus aufkommen zu lassen. Denn was man aus den Ambulanzen und Stationen selbst berühmter Krankenhäuser hört, läßt uns klar erkennen, wie schnell wir alle zwar das richtige Wort im Munde führen, aber dann doch dessen verpflichtenden Inhalt außer acht lassen. Der vielbeschäftigte Arzt vor Ort hat bisher sehr wenig Interesse gezeigt. Bei ihm kommt dies allerdings nicht so sehr zum Tragen, weil seine Arbeitsbedingungen ohnehin mehr den ganzen Menschen berücksichtigen können. Hier gilt zum Glück, daß die mehr persönliche Begegnung mit dem Leid ganz automatisch einen psychosomatischen Ansatz bedingt, weil das Interesse an der Person selbst und die Notwendigkeit, die ganze Familie in den Entscheidungsprozeß mit einzubeziehen, vorhanden ist.

Es stellt sich aber durchaus die Frage, ob die psychosomatische Medizin selbst die passende Antwort auf das ist, wonach es die Menschen verlangt. Ist sie nicht auch nur ein Teilbereich, der für das Ganze herhalten soll? Hat ihre Anwendung so viel mehr zu bieten als all die anderen Ansätze, die im Laufe der Menschheitsgeschichte in Erscheinung getreten sind? Fortwährend hat man Definitionen der Natur des Menschen abgeliefert, die sich bei näherem Hinsehen als viel zu begrenzt erwiesen haben. Der Kommunist z.B., nachhaltig beeinflußt von seiner Philosophie des Dialektischen Materialismus, reduziert den Menschen zum Bauern auf dem Schachbrett der Ökonomie und der Politik. Andere Philosophien machen aus dem Menschen ein reines Intellekt-Wesen, indem sie davon ausgehen, daß alles, was er braucht, um sich aller Seinszwänge zu entledigen, eine fortschreitende Geistesbildung ist. Um näher bei unserem Fachgebiet zu bleiben, möchte ich die Biologen anführen. Sie konzentrieren sich ganz auf den inneren Zusammenbau des Menschen, auf das, was dieser vollbringen kann, auf seinen Bewegungsapparat, auf die innere Sekretion, eben auf alle Kräfte, die in ihrem Miteinander dafür sorgen, daß der Organismus ordnungsgemäß funktioniert. Aber selbst die Medizin trägt Schuld daran, wenn nicht ganzheitlich gedacht wird. Für mehr als hundert Jahre hat nämlich die Pathologie, die Lehre von den Krankheitszuständen, das Bild geprägt. Zwar hat die Physiologie, indem sie sich mit den gesunden Funktionen des Organismus beschäftigt, etwas dazu beigetragen, die Ausgewogenheit wiederherzustellen, doch ganz allgemein kann man sagen, daß immer das Abnorme die Sicht auf das Ganze verstellt hat. In dieser Situation kommt die Rolle der Psychosomatiker zum Tragen. Sie geben den großen Irrtum der Medizin zu. Wir müßten aufhören, den Patienten so zu sehen, als sei er ein biologisches Präparat. Wir müßten unsere Sicht erweitern. Neben unseren Ärzten und Schwestern würden wir ein ganzes Heer von therapeutischem Hilfspersonal benötigen, denn es gehe schließlich um den „ganzen Menschen".

Doch verfällt man nicht selbst mit diesen Vorschlägen wieder dem alten Denken, bei dem das Bild vom Menschen verkürzt zur Darstellung kommt? Auch wenn alles zurecht berücksichtigt worden ist, was den Zustand des Patienten an subjektiven Faktoren beeinflußt, ist die Sicht dann nicht immer noch zu eng? Man kann es nicht stark genug betonen, daß wirklich jede Sicht vom Menschen, die einen so wichtigen Faktor wie die Beziehung des Menschen zu Gott außer acht läßt, dazu verurteilt ist, Stückwerk zu bleiben. Eine solche Sicht kann nicht zur Lösung des Grundproblems führen, das der menschlichen Unrast und damit seinem Kranksein zugrunde liegt. In der Natur des Menschen liegt ein Bedürfnis, zu dessen Befriedigung es nur einen einzigen Weg gibt. Augustinus hat es in diese Worte gefaßt: „Du hast uns zu dir hin geschaffen, und unser Herz ist unruhig, bis es Ruhe findet in dir."

Die Grenzen medizinischer Praxis

Wenn das, was wir bisher festgestellt haben, wahr ist, dann stellt sich schon die Frage, ob die Medizin überhaupt allein in der Lage ist, den ganzen Menschen zu erfassen. Wird sie dies als Wissenschaftszweig jemals können? Liegt es überhaupt im Kompetenzbereich der Medizin, den Versuch zu wagen? Wird die Medizin es jemals fertig bringen, die Menschheit in ein harmonisches gesellschaftliches Gefüge einzuordnen? Wird sie jemals in der Lage sein, in einem System alles zu erfassen, was menschliches Leben beeinflußt und in Unordnung bringt? Eins ist jedenfalls sicher, die Medizin ist weder für diese Aufgabe gerüstet, noch ist dies überhaupt jemals ihr Anliegen gewesen. Sie ist nicht dazu angelegt, die bösen Mächte, die am Herzen eines jeden Menschen ihr Zerstörungswerk treiben, aufzudecken und zu behandeln. Als Arzt kann ich deshalb auch keineswegs all das befriedigen, wonach der Mensch in seiner Seele verlangt. Dieses Verlangen hat seinen Ursprung in der Konstitution des Menschen, und es wird umso brennender, je mehr dieser sich von seinem Schöpfer entfernt. Selbst die Psychotherapie ist nicht der Weisheit letzter Schluß. Sie kann zwar viel beitragen, wenn es darum geht, ein Seelenleben in halbwegs normale Bahnen zu lenken. Aber sie vermag es eben nicht, jene positive Aussicht zu vermitteln, nach der sich des Menschen Herz so sehnt. Wie kann also die Medizin behaupten, ihr Anliegen sei der „ganze Mensch", wenn sie den Tiefen menschlicher Bedürfnisse und Nöte weder Beachtung schenken noch mit ihnen umgehen kann?

Zu dieser Fragestellung wird zwar viel gedacht und geredet. Ich möchte mich aber ohne falsche Bescheidenheit zu der Behauptung hinreißen lassen, daß es ganz allein das Christentum ist, das mit dem „ganzen Menschen" etwas anzufangen weiß. Die Medizin dagegen erfüllt die ihr gestellte Aufgabe, wenn sie anfängt, an Leib und Seele zu wirken. Die Aufgabe der Gläubigen ist es dann, sich mit dem ganzen Menschen zu befassen.

Im Grenzland zwischen Medizin und Gemeinde sind zwei Strömungen zu beobachten. Beide finden wir sehr schön dort beschrieben, wo Lukas (17.12-19) uns davon erzählt, wie unser Herr zehn Leprakranke von ihrem Leiden erlöst. Achten wir genau auf den Unterschied zwischen den neun, denen das Danken gar nicht einfiel, und dem einen, der dazu zurückkam. Die Leib-Seele-Beziehung wird hier ganz unterschiedlich empfunden und ausgelebt. Die neun Kranken waren lediglich daran interessiert, ihr Leiden mit all seinen unmittelbaren Folgen loszuwerden. Wegen der Geschwüre an ihrem Körper waren sie Geächtete, ausgestoßen aus ihrem Volk. Wie es im Bericht heißt, „standen sie von fern". Es blieb ihnen auch gar nichts anderes übrig, andernfalls hätte man sie nämlich schwer bestraft. Sie sehnten sich danach — wer könnte es ihnen verdenken —,geheilt zu werden, um in ihre gewohnte Umgebung zurückkehren zu können. Das war alles, was sie interessierte. Es ging ihnen nur darum, die Symptome und Äußerlichkeiten loszuwerden, damit sie ihr normales Leben weiterführen könnten. Nichts deutet darauf hin, daß sie im ganzen heil werden wollten. Auf der anderen Seite gab es jenen, der zurückkehrte und „Gott mit lauter Stimme verherrlichte". Der Herr antwortete darauf, daß der Glaube dieses Mannes ihn gerettet, ihn heil gemacht habe. In diesem Fall war der Mann nicht nur von allen Anzeichen und Symptomen jener schweren Krankheit befreit worden, die ihn fest im Griff hatte, er war auch in eine ganz neue Beziehung zu seinem Herrn getreten. Von ihm kann man also wirklich sagen, daß er im Sinne von „heil werden" geheilt worden war.

Was man heutzutage von bestimmten Heilungsdiensten zu hören bekommt, deutet tatsächlich darauf hin, daß auch hier jene zwei Wege beschritten werden. Man hebt die Ärzteschaft wegen ihrer Entdeckungen und neuen Methoden in den Himmel. Und tatsächlich hat sich ja durch ihren Einsatz vieles in unserem Leben verändert, und die Aussicht für jene hat sich verbessert, die früher damit rechnen mußten, zunehmende Einschränkungen in Kauf zu nehmen. Und doch gibt es noch genug Probleme, die auch der Arzt nicht lösen kann. „Ich werde zur Kirche gehen", sagt dann so mancher, „und so viele Leute wie möglich für mich beten lassen, damit ich wieder Hoffnung schöpfen kann." Doch solche Patienten und auch die Kirche vergessen regelmäßig unsere eben erwähnte Geschichte aus der Bibel. In ihrer Angst kommen diese Kranken zu Gott und erwarten, dort ihre Krankheit loszuwerden. Doch die meisten suchen nicht jenes „Heilwerden", von dem unser Herr spricht. Ihnen geht es lediglich darum, sich von Symptomen und Behinderungen freizumachen, damit sie schnell wieder ihren angestammten Platz in der Gesellschaft einnehmen können.

Die Rolle des Christentums

Der Befreiungsdienst von Symptomen darf allerdings keineswegs für die Hauptfunktion des Christentums gehalten werden. Viele Mitglieder des medizinischen Berufsstandes betrachten trotz ihrer anderslautenden Lippenbekenntnisse das Christentum immer noch als einen besonderen, vielleicht ausgefallenen Therapieansatz. Wenn sie es mit einem besonders schweren Fall mit schlechter Prognose zu tun haben, dann werden sie erst einmal alle ihre Therapien durchprobieren. Erst wenn diese versagen, wird man sich erinnern: „Hier können wir nichts mehr tun. Schicken wir ihn in die Kirche. Wir werden ja sehen, was diese ‚Abteilung' ausrichten kann." Doch so etwas muß unseren Protest herausfordern. Das Christentum ist nicht etwa ein zusätzliches, letztes Glied in einer Kette von Heilungsmethoden; es ist kein Zweig der Medizin!

In dieser Hinsicht verwischen sich heutzutage die Konturen. Bei vielen ist ein durchaus verständliches und, vorbehaltlich einer richtigen Einordnung, auch zustimmungswürdiges Bedürfnis zu beobachten. Es besteht der Wunsch, daß jene aufs engste zusammenarbeiten, die, je nach Beruf, sich um die Seele oder um den Leib kümmern. Zusammenarbeit ist natürlich immer gut, wenn die Verständigungsbasis einigermaßen trägt und wenn man sich über die Aufgabenteilung einig wird. Wenn es allerdings darum geht, gemeinsam die Probleme eines kranken Menschen zu lösen, dann kann es der Kirche kaum egal sein, wenn man ihr lediglich einen untergeordneten Platz im Gesundheitswesen anweist. Die Kirche als Arbeitszweig der Medizin ist undenkbar. Sie ist nicht der letzte Ansprechpartner, wenn es darum geht, die schlimmsten Krankheitszeichen, die sich aus dem entzweiten Herzen des Menschen entwickeln, zu beseitigen.

Die Kirche kann der Medizin einen Dienst erweisen, indem sie bei Ärzten und beim Pflegepersonal einige der am nötigsten gebrauchten Tugenden wie Freundlichkeit, Geduld und aufopfernden Einsatz fördert. Doch selbst wenn die Medizin mit all diesen löblichen Eigenschaften tatsächlich ausgerüstet worden ist, sind wir immer noch nicht in der Lage, den „ganzen Menschen" zu behandlen. Wenn die Kirche es bei dieser Hilfestellung beließe, so hätte dies fatale Folgen für den Patienten. Es ist nämlich gefährlich, die Symptome zu beseitigen, bevor die Diagnose sichergestellt ist, denn es sind ja gerade die Symptome, die auf Gegenwart und Charakter der Erkrankung hinweisen. Zu leichtfertig überdeckte Beschwerden behindern die Diagnose eher. Der christliche Glaube darf nicht als ein Mittel zur oberflächlichen Linderung mißbraucht werden. Denn dies würde dazu führen, daß dem Patienten sein wahrer Zustand verborgen bliebe, und er käme nicht mehr dazu, einen tieferen Einblick in seine eigentlichen Nöte zu erhalten.

Ein Patient kann erst dann im ganzen heil werden, wenn er einen inneren Stand erreicht, der dem jenes Mannes vergleichbar ist, der, einst an Lepra erkrankt, nun geheilt zum Herrn zurückkehrt und Gott „mit lauter Stimme verherrlicht". Was dieser damals aussprach, kam aus tiefstem Herzen. Er war sowohl körperlich geheilt als auch geistlich wiederhergestellt worden. Er war nun ein Mensch, der im ganzen heil war. Durch Jesus Christus hatte er sich mit Gott versöhnen können, und er hatte dabei Frieden gefunden. Kein Mensch kann, so wie er beschaffen ist, vollkommen zufriedengestellt werden, es sei denn, Gott füllt sein Herz.

Eine letzte Frage

Es gibt noch einen weiteren Gedanken, den ich auf keinen Fall versäumen möchte auszusprechen. Ein Mensch kann kaum Tod und Ewigkeit gefaßt ins Auge sehen, wenn die Versöhnung mit seinem Schöpfer in ihm nicht Platz gegriffen hat. Wir alle brauchen Frieden mit Gott. Alle werden wir älter. Einige der hier anwesenden Kollegen gehören schon zu denjenigen, die ich vor Jahren in der Ausbildung hatte. Aus eigener Erfahrung kann ich sagen, daß ich Gott nur durch Jesus Christus gegenübertreten kann, indem ich geistlich sterbe und in ihm wieder auferstehe. Dies ist nur möglich geworden, weil ich durch Christus versöhnt wurde und Tag für Tag in ihm lebe. Er ist es, der mir die befreienden Worte zuspricht: „Dein Glaube hat dich gerettet." Allein das Geistliche zählt für uns, wenn es darauf ankommt. Es wird uns bis in die Ewigkeit begleiten; und für die Ewigkeit macht uns Christus bereit.

Ein Wort an die christlichen Ärzte: Es gibt nur einen Weg, der die Menschen im ganzen heil werden läßt! Die moderne Medizin hat zwar viel für die Menschheit erreicht, und so manches mag noch zu erreichen sein. Doch selbst wenn ihr das Äußerste gelänge, so käme doch nichts weiter dabei heraus als eine Lebensverlängerung um ein paar Jahre. Die Medizin repariert lediglich Seele und Leib des Menschen; mehr ist nicht möglich. Der Mensch wird dabei aber nicht dort abgeholt, wo er steht. Zur Frage, was den Menschen ausmacht, hat sie nichts anzubieten. Hier kann nur das Christentum etwas ausrichten. Wenn man es gewähren läßt, so kann es dem Menschen etwas von unvergleichlichem Wert bieten. Wollen wir aber befähigt sein, solche Hilfe zur Verfügung zu stellen, so müssen wir erst selbst Christen werden. Jeder Arzt muß also zuerst zu Christus gehen, um dann voller Vertrauen ein Diener jenes Herrn des Neuen Testaments zu werden, der umherzog, um Menschen heil zu machen.

NEUN

MODERNE GESELLSCHAFT UND MEDIZIN[1]

Ich bin zu diesem Thema überhaupt nur deswegen berechtigt zu sprechen, weil mein Beruf früher einmal die Medizin war und weil ich nicht aufgehört habe, mit Interesse deren Entwicklung zu verfolgen. In den letzten vierzig Jahren ist die Medizin zu meinem Hobby geworden. Und ich kann Ihnen sagen, daß es immer spannend geblieben ist. Es tut gut, wenn man einmal von außen auf etwas schauen kann, von dem man etwas versteht.

Ich melde mich zu Wort, obwohl ich nicht mehr Angehöriger dieses Berufsstandes bin, weil ich immer noch ein Bewunderer dieses nach meinem Dafürhalten großartigsten Berufes bin. Als einer, der sich über die Zukunft der Medizin Gedanken macht, besonders, was deren Verhältnis zur Gesellschaft angeht, nutze ich die Gelegenheit, hier einige Gedanken zum Thema vorzubringen.

Wandel in der Medizin: Die Rolle des Arztes

Mir geht es zuallererst darum, die Rolle der Medizin in der modernen Gesellschaft begreifbar zu machen. Ich brauche wohl niemand daran zu erinnern, welche atemberaubenden Veränderungen sich in den letzten vierzig Jahren vollzogen haben. Ein Vorteil des Älterwerdens ist, daß man zurückschauen kann und damit das Bild der Gegenwart dem gegenüberstellen kann, was früher einmal war. Ich kann mich noch gut daran erinnern, welche Vorstellung man damals vom Arzt-

---

[1] Diese Rede wurde 1973 in Wales vor Mitgliedern der British Medical Association gehalten.

beruf hatte. Der Arzt war Ratgeber, Philosoph und Freund der Familie, und er kannte deren Geschichte mit all ihren Höhen und Tiefen. Was die medizinische Ethik anging, so waren die Verhältnisse einfach und überschaubar. Es gab bestimmte Regeln, die jeder beachtete: Ein Arzt machte keine Reklame für sich; er machte keine Annäherungsversuche bei weiblichen Patienten; er kritisierte weder Kollegen noch deren Behandlungsmethoden, zumindest nicht in der Öffentlichkeit.

Es ist für mich zu einem bleibenden Eindruck geworden, wenn der Arzt ins Haus kam. Das war noch ein Ereignis. Die Hausfrau machte damals einen Hausputz, wenn der Besuch des Arztes bevorstand, war er doch ein wichtiger Freund, dem man den nötigen Respekt entgegenbrachte. Doch das hat sich alles verändert. Ich unterhielt mich einmal mit einem Arzt darüber, und er meinte, daß, wenn er heute ein Haus betrete, er manchmal den Eindruck habe, man nehme ihm sein Eindringen fast übel. Da sitzt dann die Familie vor dem Fernseher und ärgert sich über den Störenfried. Man schaltet nicht einmal ab, um zuzuhören, was der Arzt mitzuteilen hat. Eigentlich ist gar nicht zu verstehen, daß es soweit kommen mußte. Viele sehen inzwischen im Arzt den Bediensteten, den man nach Herzenslust kritisieren kann. Neulich hörte ich davon, daß sogar in Gewerkschaftskreisen Kritik an Fachentscheidungen von Medizinern laut wurde. Es scheint mir der Tag nicht fern, da Gewerkschaftsbosse in der Medizin mitbestimmen.

Das ist die Situation. Es hat sich so viel verändert, daß ich Schwierigkeiten habe, mich damit abzufinden. So ist ein Buch unter dem Titel „Need your Doctor be so Useless?" [Muß Ihr Arzt denn so nutzlos sein?] erschienen. Andrew Mollison hat es geschrieben. Er selbst ist Arzt, und er hat es wohl aus Sicherheitsgründen vorgezogen, vor Veröffentlichung seines Buches nach Kanada auszuwandern. Ein weiterer Titel zu diesem Thema ist das Buch von Rudolph Klein „Complaints Against Doctors" [Was den Ärzten vorzuwerfen ist]. Schon die Tatsache, daß solch ein Buch überhaupt erschienen ist, deutet auf das veränderte Verhältnis zwischen Arzt und Patient, zwischen Arzt und Öffentlichkeit hin.

Warum sich das Verhältnis Arzt-Patient verändert hat

Diese Veränderung hat nun einmal stattgefunden, und wir haben uns damit auseinanderzusetzen. Hierauf will ich eingehen. Mein Ansatz ist, daß ich nach den Ursachen frage. Seit 46 Jahren versuche ich vergeblich, mein medizinisches Denken abzuschütteln. Noch immer gehe ich jedes Problem, sei es theologisch oder anderer Natur, medizinisch an, indem ich nach den Ursachen frage. Was ist ist also der Grund für diesen wahrhaft erstaunlichen Wandel, der hier zu verzeichnen ist?

1. Das in Großbritannien verstaatlichte Gesundheitswesen (National Health Service)

Zuallererst möchte ich den staatlichen Gesundheitsdienst anführen, der 1948 gegründet wurde. Dies war der große Wendepunkt. Hinterher war nichts mehr so wie früher (s. Kapitel 10 „Leib, Seele und Geist"). Doch ist dies keineswegs die einzige Ursache, und ich möchte die anderen nicht unerwähnt lassen.

2. Fortschritte in der Medizin

An zweiter Stelle sehe ich die Fortschritte selbst, die die Medizin gemacht hat. Ich glaube, diese haben die Verhältnisse nachhaltig verändert. Ich erinnere mich noch, wie die Sulfonamide damals in den dreißiger Jahren aufkamen. Dann entdeckte man die Antibiotika. Auch die Anästhesie hat große Fortschritte gemacht, aber genauso die Psychopharmakologie. Hier gab es plötzlich viel Neues: psychotrope Drogen, Stimulanzien, Tranquillizer und Schlafmittel. Die Antidepressiva sind ein großer Schritt nach vorn; in der Bedeutung stehen sie den Antibiotika sicher nicht nach.

Darüber hinaus hat es neue Methoden bei der Behandlung der Geisteskrankheiten und bei den neurotischen Problemen gegeben. Dies, so werde ich aufzeigen, ist ein bestimmender

Faktor für die Beziehung zwischen Arzt und Patient geworden. Unerwähnt dürfen auch nicht die Hirnchirurgie und die neue Entwicklung bei der Organtransplantation bleiben.

Durch meinen Außenstandpunkt habe ich einen Blick dafür bekommen, wie sehr sich die Ärzte immer mehr an der Technik orientieren. Es ist ein Nachlassen der alten Berufsauffassung zu beobachten, und dies resultiert unmittelbar aus den phänomenalen Fortschritten, die ich oben erwähnt habe.

3. Öffentliches Interesse, genährt durch Halbwahrheiten der Medien

Ein weiterer Grund für die veränderten Verhältnisse ist das zunehmende öffentliche Interesse an medizinischen Fragen und am Verhalten der medizinisch Tätigen. Die öffentliche Meinung hat sich diesbezüglich geändert. So hat sich die Presse mit Kritik vorgewagt und Meinungsäußerungen von Laien veröffentlicht. Was Mediziner tun und lassen, hat man ohne Kenntnis in Frage gestellt und untersucht. Und schließlich gibt es jetzt die Fernsehmedizin, die, könnte ich wie ein Diktator bestimmen, von mir sofort abgeschafft werden würde. Ich sehe hierin nämlich eine große Gefahr. So erinnere ich mich sehr gut an die Situation, da ich als frischgebackener Student ein Lehrbuch über Rippenfellentzündung las und innerhalb einer halben Stunde alle Symptome dieser Erkrankung bei mir auftraten. Das war natürlich rein seelisch, aber ich hatte genug damit zu tun. So etwas wird durch die Fernsehmedizin begünstigt. Halbwissen ist immer gefährlich, und in der Medizin ganz besonders.

Ich komme im Moment sehr viel herum, und ich spreche mit den unterschiedlichsten Menschen; ich verbringe meine Zeit mit Ärzten und mit Laien. Dabei ist mir aufgefallen, daß gerade die Contergan-Affäre einen nachhaltigen Einfluß auf das Verhältnis zwischen Arzt und Patient gehabt hat. Sie hat die Menschen nachdenklich gemacht und sie dazu veranlaßt, auch einmal Fragen zu stellen. Wir alle haben damals die Artikel gelesen und an der Diskussion teilgenommen. Doch ich meine, sie ist im ganzen sehr unfair für die Ärzte verlaufen.

Das ist genau das, was passiert, wenn sich die Öffentlichkeit mit ihrem geringen Wissensstand dazu aufschwingt, ihre Meinung zum Wirken der Ärzte zu äußern.

4. Die neue Freizügigkeit

Die neue Freizügigkeit in der Gesellschaft, mit der wir es augenblicklich zu tun haben, hat für die Ärzteschaft Probleme heraufbeschworen, die früheren Generationen noch unbekannt waren. Weil die Konventionen verlorengehen, wächst das Interesse an Geburtenkontrolle, an Verhütungsmitteln und an der Abtreibung. Dies sind neue Probleme, mit denen es fertig zu werden gilt. Sie tragen ihren Teil dazu bei, Medizin und Gesellschaft in ihrem Verhältnis zueinander nachhaltig zu verändern.

5. Kontroversen innerhalb der Ärzteschaft

Der letzte Faktor, den ich anführen möchte, ist das kontroverse Bild, das die Ärzteschaft hinterläßt, wenn sie sich vor den Gerichten streitet und entzweit. Das hat die Öffentlichkeit zur Kenntnis genommen, und das Vertrauen ist erschüttert. Da sind zwei Vertreter desselben Berufsstandes mit gleicher Qualifikation, und ihre tiefgreifenden Meinungsverschiedenheiten werden im Zuge eines Gerichtsverfahrens öffentlich ausgebreitet. Das läßt natürlich in den Köpfen mancher Zeitgenossen den Zweifel aufkommen, ob denn überhaupt einer der beiden Kontrahenten glaubwürdig dasteht. Man fragt sich folgerichtig, ob die Vorstellung von der charismatischen Persönlichkeit eines Arztes jeder Grundlage entbehrt und ob sich der Arzt durch nichts Besonderes mehr auszeichnet.

Dies sind die Faktoren, die alle zusammengewirkt haben. Das Ergebnis ist, so wie ich es sehe, daß der Arzt heute weniger, aber auch gleichzeitig mehr Einfluß hat als seine Vorgänger. Ich fürchte, daß das Geheimnisvolle, das den Arzt früher umgab, verlorengegangen ist. Mit „geheimnisvoll" läßt sich die Persönlichkeit jenes Arztes gut charakterisieren, der früher ins Haus kam, auf den man hörte, als sei er ein Orakel. Diese Aura ist verschwunden, und im gleichen Maß hat der Arzt sein Ansehen verloren. Die Menschen waren bereit, auf sein Wort zu hören und es im Vertrauen anzunehmen. Auf der anderen Seite ist der Arzt heute unabhängiger als früher, und das erweitert seine Möglichkeiten einzuwirken. In dem Maße, wie sich die technische Medizin weiterentwickelt und der Arzt zunehmend ein Spezialist wird, wird er auch an Macht zugewinnen. Das Handeln des Arztes wird für die Menschen immer undurchschaubarer, was zur Folge hat, daß sie sich blind ohne das frühere Vertrauen in seine Hände geben müssen.

Was dies zur Folge hat

Worauf ich mit Nachdruck hinweisen möchte, sind die Gefahren und Probleme, die sich aufgrund der veränderten Einstellung ergeben.

Unpersönlichkeit

Zuerst sind jene Gefahren und Probleme zu nennen, die durch das eher abgekühlte Verhältnis zwischen Arzt und Patient entstehen. Hier scheint ein Paradox vorzuliegen. Man spricht inzwischen viel mehr über psychosomatische Medizin als noch vor fünfzig Jahren, als ich selbst noch praktizierte. Man interessiert sich für den ganzen Menschen und nicht mehr für einzelne Organe und deren Erkrankungen. Daß müßte eigentlich automatisch zu einem vertieften Interesse an der Person des Patienten führen. Doch scheint das Gegenteil der Fall zu sein. Man gewinnt den Eindruck, als nehme das Interesse im Gegensatz zu früher eher ab als zu.

Die Gründe hierfür haben mich sehr interessiert, und ich habe versucht, sie zu analysieren.

a) Antibiotika Ich denke, daß bei der eher abgekühlten Beziehung zwischen Arzt und Patient die Antibiotika keine geringere Rolle spielen als der staatliche Gesundheitsdienst.

Ich erinnere mich noch daran, wie früher die Patienten an Lungenentzündung erkrankten, wie sie mit hohem Fieber aufrecht im Bett saßen und nach Luft rangen. Es ging ihnen wirklich nicht gut, und wir als Ärzte sahen nach ihnen. Der Arzt kam zweimal am Tag, um nachzusehen, was sich ereignet hatte, um zu überlegen, was zu tun sei und welche Beschwerden gelindert werden könnten. Das war die Zeit des Wartens auf die Krise. Der Arzt kam und ging, und das war unumgänglich. Leider konnte er nicht allzuviel ausrichten. Trotzdem war er Trostspender, und seine Besuche hatten einen großen psychologischen Effekt. Vor allem bedeutete es aber, daß man intensiven, persönlichen Kontakt miteinander pflegte. Heutzutage ist das allerdings anders. Wenn der Patient fröstelt und Fieber bekommt, so erfährt der Arzt dies am Telefon. Er bittet die ängstlichen Angehörigen, doch jemand vorbeizuschicken, um diese oder jene Tabletten abzuholen. Diese werden geholt, und nach wenigen Tagen ist alles überstanden, ohne daß der Arzt auch nur einen Blick auf den Patienten geworfen hat. Weil es die Tabletten gibt, wird leicht verdrängt, daß der Kranke vielleicht doch einen Besuch nötig gehabt hätte. Das Medikament zeigt Wirkung, und so hat es der Arzt nicht mehr nötig, Zeit und Energie bei wiederholten Hausbesuchen zu vergeuden.

b) Polikliniken und Gruppenpraxen Ein weiterer wichtiger Faktor ist das Entstehen von Polikliniken und die zunehmende Tendenz, Patienten dorthin kommen zu lassen, anstatt sie zu Hause zu besuchen. Die Gruppenpraxis ist ebenfalls eine neues Phänomen. An dieser Entwicklung wäre an sich nichts auszusetzen, wäre sie nicht Wegbereiter des beschriebenen Verlustes an persönlicher Anteilnahme. Die Gruppenpraxis bringt es mit sich, daß man nicht immer dem selben Arzt gegenübersitzt, so wie dies früher der Fall war. Wenn Sie dann noch zufällig in der Großstadt wohnen und am Wochenende krank werden, dann wird es sehr schwer, überhaupt einen Arzt ausfindig zu machen, wenn Sie nicht gleich ins Krankenhaus wollen.

c) Die Vorzimmerpraxis Erst in letzter Zeit ist mir eigentlich aufgefallen, wie sich die Terminpraxis auswirkt. Damit haben wir es noch nicht allzu lange zu tun. Die Menschen beschweren sich bei mir, daß es ihnen in bestimmten Fällen gar nicht möglich war, mit dem Arzt selbst zu sprechen, denn schon am Telefon versuchte jemand, den Anrufer loszuwerden. Ein Gespräch mit dem Doktor sei nicht nötig, man könne dies auch mit der Sprechstundenhilfe regeln. So bleibt der Patient ausgesperrt, und er kann keine Fragen stellen.

Es besteht ein beträchtlicher Informationsmangel. Man redet mit dem Patienten kaum noch, man sagt ihm nicht, wie es um ihn steht, so wie man dies früher ausführlich tat.

d) Bereitschaftsdienst Zumindest in den Großstädten wird es so sein, daß nachts im Krankheitsfall kaum der eigene Hausarzt kommen wird. Ein Bereitschaftsarzt, der vielleicht ganz neu bei einem Krankenhaus angefangen hat, wird sie besuchen.

e) Spezialisierung und Experimentierfreudigkeit Als nächstes möchte ich die Tendenz zur Spezialisierung ansprechen, die selbst beim praktischen Arzt festzustellen ist. Vielleicht hat man sich zu einer Gruppenpraxis zusammengeschlossen, und einer der Ärzte kümmert sich um die Kinder, ein anderer um die Betagten und noch ein anderer macht Geburtshilfe. Man spezialisiert sich untereinander. Jedes Krankheitsbild hat seinen eigenen Arzt. Und das ist eine Erscheinung, die ich „Überspezialisierung" nennen möchte. In der Vorbereitung meines Vortrages dachte ich daran, diesen „Medizin — Kunst oder Wissenschaft?" zu nennen. Ich verwarf zwar diesen Gedanken, aber es bleibt doch festzuhalten, daß bei der Medizin die Wissenschaft und nicht die Kunst auf allen Ebenen den Sieg davontragen wird. Je wissenschaftlicher die Medizin wird, desto unpersönlicher wird sie auch sein, und die Beziehung zwischen Arzt und Patient wird darunter leiden. Als Ergebnis dieser übertriebenen wissenschaftlichen Sicht wird aus dem Patienten dann nur noch ein Fall. Als ich vor ein paar Jahren krank wurde und mir eine Operation bevorstand, da begann ich mich zu fragen, ob ich noch ein Mensch sei oder ein Teil des Krankenhauslabors. Die Gespräche in meiner Umgebung drehten sich nämlich nur noch um Parameter und Werte, um Kalium und Natrium und darum, ob denn die Elektrolyte stimmten. Lag ich selbst da eigentlich im Bett, oder war ich nur noch ein neugierig beäugtes Reagenzglas? Das ist eben die Gefahr einer stark verwissenschaftlichten Medizin.

Wenn hierzu nun noch das in den Krankenhäusern übliche Experimentieren kommt, dann verbindet sich dies zu einem ernstzunehmenden ethischen und moralischen Problem, das viel zu komplex ist, als daß man es in einem allgemein gehaltenen Vortrag abhandeln könnte. Sicher mag man immer schnell einwenden, man habe ja schließlich die Zustimmung des Patienten erhalten. Aber wie viele Patienten sind denn in der Lage, zu solchen klinischen Experimenten in Abschätzung der Risiken ihre Zustimmung zu geben? Sie haben keinen Durchblick, und sie werden auch Angst haben, ein Anliegen abzulehnen, das vom Arzt kommt. Hier haben wir es mit einem ernstzunehmenden Problem zu tun.

Dies waren nun einige Faktoren, die die persönlichen Beziehungen im medizinischen Betrieb beeinflussen. Wie sollen wir uns dazu stellen? Ich denke, die Angriffe auf uns Menschen, die von außerhalb kommen, sind im großen und ganzen beherrschbar geworden; man kann sie heilen, weil man mit wirkungsvollen Medikamenten vorgehen kann. Aber zunehmend, und das scheint mir bemerkenswert, werden es die Krankheiten aus der Innenwelt des Menschen sein, die die Medizin vor neue Probleme stellen. Ich denke da an das Phänomen Streß und die damit zusammenhängenden Probleme. Hier sind wir also wieder bei der psychosomatischen Medizin gelandet. Erhöhter Blutdruck, Erkrankungen der Herzkranzgefäße, Krebs, aber eben auch die psychischen Störungen sind auf dem Vormarsch; und das ist nicht verwunderlich, denn unser Lebensrhythmus hat sich verändert, aber auch die neue Freizügigkeit schafft viele neue Probleme.

Dies ist das Feld, auf dem sich der Mediziner in der Zukunft immer stärker bewähren muß. Dabei möchte ich herausstellen, daß der persönliche Einsatz bei diesen speziellen Erkrankungen von übergeordneter Bedeutung ist. Bei den Infektionen genügt es, Tabletten vorbeizuschicken; das kann die ausgebildete Sprechstundenhilfe oder die Schwester tun. Doch bei jenen neuen Krankheitszuständen sind Mitgefühl, Verständnis und Ermutigung nicht mehr wegzudenken. Was ich deutlich machen möchte, ist, daß persönliche Beziehungen immer wichtiger werden, weil diese zwei Gruppen von Erkrankungen sich immer klarer voneinander abheben.

Die Macht des Arztes

Ich möchte nun zu einem zweiten Problemkreis mit seinen Gefahren kommen, der immer stärker in den Vordergrund tritt. Es geht um die Machtfülle des Arztes, die entsteht, weil die Fachkenntnis zunimmt, weil immer mehr Medikamente zur Verfügung stehen, weil sich durch die Operationsmethoden ein immer größerer Wirkungsbereich eröffnet. Die Situation ist alarmierend. Der Arzt von heute hat schon die Macht, den Charakter und das Verhalten der Menschen durch Medikamente und bestimmte Operationen zu verändern. Neulich las ich ein ausgezeichnetes Buch von Professor Henry Miller mit dem Titel „Medicine and Society" [Medizin und Gesellschaft][1]. Er zitiert darin einen angesehenen Arzt, der einmal behauptet hat, die Medizin sei eine Sozialwissenschaft und Politik nichts anderes als Medizin im großen Rahmen. Ich glaube, ich verstehe, was damit gemeint ist und was Henry Miller damit ausdrücken wollte. Es ist schon heikel, solche Aussagen zu machen.

Seymour Halleck, ein amerikanischer Psychiater, hat ein Buch geschrieben, das ich ebenfalls vor kurzem las. Es heißt „The Politics of Therapy" [Die Politik der Therapie][2]. Er zögert nicht, darin zu behaupten, daß es geradezu die Pflicht des Therapeuten sei, die politische Ansicht des Patienten bewußt zu beeinflussen. Dies ist eine fest umrissene These für ihn. Es ist interessant, so etwas einmal zu lesen. Aber hier kann man das Problem nicht mehr übersehen, und die Ärzte müssen es sehr ernst nehmen. Die Stellung, die sie dazu einnehmen, wird schließlich von großer Tragweite sein.

---

1 Henry Miller, MEDICINE AND SOCIETY, Oxford University Press, 1973.
2 Seymour Halleck, THE POLITICS OF THERAPY, Harper and Row, New York, 1972.

Nehmen Sie z.B. das, was sich in Rußland abspielt. Hier werden Männer und Frauen, Dissidenten der kommunistischen Philosophie und Politik, nicht nur ins Gefängnis geworfen, sondern von Ärzten behandelt, damit sich ihr Verhalten ändert. Wie man hört, geschieht dies auch bis zu einem gewissen Maß in den Vereinigten Staaten von Amerika. Und wir haben wohl Grund zur Annahme, daß selbst in unserem Land solche Dinge vorkommen. Vielleicht haben sie von jener Konferenz gelesen, die Amnesty International veranstaltete, um diesen Problemkreis ins Gespräch zu bringen. Es ging dabei um die Gefahren, die für die persönliche Freiheit durch jene Drogen heraufbeschworen werden, deren Entdeckung dazu geführt hat, daß man nun Einfluß auf die Wesenszüge eines Menschen nehmen kann. Hier ist die Gefahr besonders groß, wenn wir es mit einer Diktatur kommunistischer oder faschistischer Prägung zu tun haben.

Wir müssen uns einmal die Konsequenzen vor Augen halten. Wenn wir nämlich für rechtmäßig erklären, daß solche Drogen bei jedem Quertreiber, bei jedem Andersdenkenden angewendet werden dürfen und wenn dabei die Ärzte noch zu der Auffassung gelangen, sie täten einen guten Dienst, dann sind wir schnell in der Situation, wo es keine politischen Reformer mehr gibt. Der Status quo wäre dauerhaft festgeschrieben; eine Diktatur bestünde auf Dauer, und es wäre nicht möglich, Veränderungen zu erwirken. Hätte man in der Vergangenheit diese Drogen so angewendet, man hätte von einigen unserer größten Landsleute niemals etwas gehört. Lloyd George hätte man sofort mundtot gemacht, als er noch junger Rechtsanwalt war und seine Fälle gegen alle Widerstände durchfocht. Ihm wären Beruhigungsmittel verabreicht worden, und das wäre das Ende von Lloyd George gewesen.

Nehmen wir ein anderes Beispiel. Was machen wir denn mit unseren Dichtern? Ist es nicht so, daß manchmal die schönste Dichtung von den Außenseitern kommt, von Männern und Frauen, die etwas gegen die Gesellschaft einzuwenden haben? Das Unbehagen ist die Wiege der Dichtung. Die Lebensgeschichten unserer Dichter zeigen dies deutlich auf. Ja, natürlich, sie sind manchmal exzentrisch, aber sie befreien sich auch durch den Ausfluß ihrer Dichtung. Verabreichte man ihnen Beruhigungsmittel oder Antidepressiva, so wären sie vielleicht umgänglichere Leute, aber es gäbe eben auch keine große Dichtung mehr. Wenn der Arzt sich anmaßt zu entscheiden, welche Wesensart Menschen haben sollen, so nimmt er eine Stellung ein, aus der heraus er nicht nur großer Politik ein Ende bereitet, sondern auch großer Literatur. Diese Problematik dürfen wir also keineswegs auf die leichte Schulter nehmen.

Des weiteren gibt es noch den ganzen Komplex der Gentechnologie mit all ihren Möglichkeiten. Jetzt ist nicht mehr allein derjenige betroffen, der schon geboren ist, sondern auch das Ungeborene steht zur Disposition, indem aus ihm der Normaltyp entworfen werden kann. Ich weiß, dies hört sich nach Science-Fiction an, und ich hoffe, daß es nie dazu kommen wird. Es war mir deshalb eine Genugtuung zu lesen, wie der Nobelpreisträger Sir John Eccles mit einiger Ironie zu diesem Thema Stellung genommen hat.

Und doch müssen wir damit rechnen, daß diese Möglichkeiten eines Tages Früchte des Fortschritts sein werden. Schließlich sei noch die Erbgesundheitslehre, die Eugenik, mit allem, was damit zusammenhängt, genannt. Die einzige Vorlesung, die ich jemals über Eugenik gehört habe, wurde von einem Mann gehalten, der sehr sonderbar aussah. Er war stark kurzsichtig, und er sprach mit einer hohen, gequetschten Stimme. Wir fragten uns damals, ob dieser Mann denn, hätte man in seiner Jugend eugenisch Einfluß genommen, jemals vor uns gestanden hätte.

Der Arzt als Autoritätsperson

Das sind alles Dinge, die fast unweigerlich auf uns zukommen werden. Ich möchte nun eine weitere Gefahr ansprechen. Es ist der Arzt in der Rolle des Experten. Ich denke, daß hier einiges kritisch anzumerken ist; und dies deswegen, weil so mancher Mediziner zu sehr von sich eingenommen ist. Er sieht sich als Fachgröße und spricht nicht selten mit einem Dogmatismus, der keineswegs auf Kenntnis beruht. Aber das ist nicht nur die Schuld der Ärzte selbst. Wie oft läßt ein Arzt etwas verlauten, und schon wird er zum Experten gestempelt, von dessen Unfehlbarkeit man ausgeht. Das ist etwas, was man im Bereich der Theologie übel nimmt, und so sind es denn auch nur die Päpste, die solche Macht und Autorität für sich beanspruchen. Doch dem Mediziner gesteht man beides zu, weil man von seinem überlegenen Wissen ausgeht.

In den verschiedensten Lebensbereichen können Ärzte als Experten Einfluß nehmen, und das ist im Hinblick auf das Gesagte eine Gefahr.

a) In der Politik Nehmen wir hier die Spezialisten, die sich mit psychologischen Fragen befassen. In „Politics and Therapy" [Politik und Therapie] schreibt Halleck, daß amerikanische Psychiater 1964 von einer Wochenzeitschrift befragt wurden, ob einer der Präsidentschaftskandidaten emotional für das angestrebte Amt geeignet sei. Man erhielt damals viele Antworten, und diese wurden abgedruckt. Die Ärzte hatten den Betreffenden nie untersucht. Lediglich durch die Lektüre seiner Reden und aufgrund dessen, was die Presse verbreite, hielten sie sich für geeignet, eine Aussage darüber zu machen, ob der Kandidat emotional geeignet sei, Präsident der Vereinigten Staaten zu werden.

b) Im Rechtswesen Die Gutachtertätigkeit im Gericht ist zum Gesprächsthema geworden. Wir haben zunehmend Probleme mit der Moral: Straffälligkeit Jugendlicher, Niedergang aller Werte und allgemeiner Anstieg der Kriminalität. Die Frage, die sich nun stellt, ist, ob die Tat, für die der Untersuchungshäftling vor Gericht steht, eine Krankheit oder ein strafwürdiges Vergehen ist. Dies wird zu einer brennenden Frage, zumal die Kategorie der verminderten Zurechnungsfähigkeit immer stärker hineinspielt. Viele glauben inzwischen nicht mehr an Sünde, doch selbst an Kriminalität wird nicht mehr geglaubt. Alles ist irgendwo Krankheit, und nahezu jedem Verbrecher kann verminderte Zurechnungsfähigkeit zugebilligt werden, weil man ihn als erkrankten Patienten ansieht.

c) Im Erziehungswesen Man muß einmal bedenken, welchen Einfluß die Ideen Freuds auf unser Erziehungssystem haben. Unsere ganze Sicht, wie Kinder erzogen werden sollten, ist durch Freud geprägt, und das in unerwartetem Maß über unsere Mediziner.

Ein ganz spezieller Freund von mir ist Dr. William Sargant, der sich dazu aufschwingt, Religiosität als etwas Nebensächliches abzutun. Ich habe ihm auf sein erstes Buch „The Battle of Mind" [Kampf des Denkens][1] geantwortet. Nachdem ich nun sein zweites Buch „The Mind Possessed" [Der besessene Geist] gelesen habe, werde ich nicht umhin können, auch hierauf Antwort zu geben. Aus seinem Wissen heraus meint er, Religiosität, und das Christentum im besonderen, abtun zu können. Hier wird aufgrund von angemaßter Autorität Einfluß genommen.

Es gibt allerdings schon eine Gegenreaktion. Mehr und mehr Menschen erkennen, daß Freud gar kein Wissenschaftler war. Dieser Mann war ein Poet. Man nahm an, er sei Wissenschaftler, weil er es von sich behauptete. Man schluckte seine Lehre im Ganzen, ohne zu differenzieren, und das hatte schlimme Folgen für so manche Familie in den letzten fünfzig Jahren. Ich wünschte, ich hätte die Macht, jeden zur Lektüre C.G. Jungs zu veranlassen, so daß dessen Kritik an Freud bekannter werden würde. Auch Jung hat immerhin die Schule Freuds verlassen. Es ist in jedem Fall so, daß es eine reale Gefahr bedeutet, wenn der Arzt ein Dogmatiker ist.

d) In der Ethik Zum Schluß komme ich zu Ethik und Moral. Man sieht im Arzt eine Autorität, wenn es um Fragen geht nach Empfängnisverhütung, Abtreibung, Homosexualität, Euthanasie und künstlicher Lebensverlängerung, wobei diese das Leben nicht wirklich verlängert, sondern ein Dahinvegetieren einleitet. Der Patient ist eigentlich schon seines Wesens beraubt. Er ist zu einem Teil der Apparatur geworden, und der Arzt hält ihn dort fest. Dies gehört zu jenen Problemen, die akut geworden sind.

Professor Robert Veatch hat einmal im „Harvard Theological Journal" einen Artikel geschrieben, in dem es um etwas ging, was er „Verallgemeinerte Sachkenntnis" nannte. Er illustrierte sein Anliegen folgendermaßen: Würden wir auch nur

---

[1] William Sargant, BATTLE OF THE MIND, Heinemann, 1957.

im Traum daran denken, einen Bombenexperten des Verteidigungsministeriums darüber entscheiden zu lassen, ob wir ein anderes Land bombardieren oder nicht? Wir hätten es zwar mit einem Experten zu tun, der sich mit der Bombe auskennt. Aber würden wir ihn deswegen um seine Meinung fragen, ob wir bombardieren sollen, nur weil er Experte seines Faches wäre? Sehr passend zitiert Professor Veatch dann noch einen amerikanischen Arzt, der uns darauf aufmerksam macht, daß Abtreibung genauso wenig ein medizinisches Problem ist, wie die Frage nach der Todesstrafe auf dem elektrischen Stuhl ein Problem der Elektrotechnik. Dies ist ein sehr tiefsinniger Gedanke. Der Elektriker ist ein Fachmann auf seinem Gebiet. Aber würden wir ihn deshalb fragen, ob jemand auf den elektrischen Stuhl gehört? Natürlich nicht! Ein Arzt ist ein Fachmann für alles, was mit der Geburt eines Kindes zu tun hat. Doch ist er damit gleichzeitig der Fachberater, der über das Für und Wider zur Abtreibung entscheiden darf? Hier stimme ich Professor Veatch zu. Dies wäre ein völlig verkehrter Ansatz. Es geht hier um die Gegensätzlichkeit von technischem Wissen einerseits und der Urteilsfähigkeit andererseits. Der Graben zwischen beiden ist sehr tief.

Empfängnisverhütung, Abtreibung, Euthanasie, alle diese von mir genannten Dinge sind in Wirklichkeit keine medizinischen Probleme, sondern schlicht und einfach Fragen an die Theologie. Sie sind moralisch, ethisch und damit theologisch. Die Entscheidungsinstanz hierzu ist die Lebenseinstellung eines Menschen. Je nachdem, wie wir über den Tod und über das Leben nach dem Tod denken, fällt unsere Entscheidung aus.

Das bedeutet aber, daß der Mediziner gerade wegen seiner fachlichen Einengung hier sehr vorsichtig sein muß. Er steht immer in der Gefahr, seine eigenen Vorstellungen bezüglich Moral und Ethik, selbst bezüglich des Christentums, seinem Patienten aufzudrücken. Doch hierzu hat er kein Recht. Niemand hat das Recht, seine Meinung anderen aufzuzwingen. Gerade wegen der besonderen Beziehungsstruktur ist der Patient bereit, auf den Arzt zu hören. Und hierin liegt die Gefahr, daß der Arzt seinen Patienten tyrannisiert. Ich habe christlichen Medizinern immer ans Herz gelegt, es auf jeden Fall zu vermeiden, Patienten die eigene Meinung aufzuprägen, denn es ist ein schlechter Arzt, der so etwas tut. Sie sollen natürlich Ihre Meinung äußern, wenn man Sie darum bittet; auch haben Sie grundsätzlich das Recht, etwas abzulehnen, was Ihrem Gewissen zuwiderläuft, was auch immer es sein mag.

Das ist natürlich immer eine Gratwanderung. Alles, was ich hierzu zu sagen habe, ist, daß ein Arzt soviel Umsicht walten lassen muß, daß er sich nicht aus seiner Stellung einen Vorteil verschafft und daß er nicht den tragischen Fehler begeht, seine fachliche Autorität mit der Urteilsfähigkeit zu Werten der Moral und Ethik in einen Topf zu werfen.

Mein Plädoyer an den Praktiker vor Ort

Welche Rolle spielt die Medizin in unserer modernen Gesellschaft? Am wichtigsten ist es wohl, Ausgewogenheit zu bewahren.

Weder Diktator noch Sklave

Der Arzt darf kein Diktator sein. Professor Veatch sagt, daß eine berufsmäßige Bevormundung, die die persönliche Freiheit zugunsten ärztlicher Entscheidungsmacht verneint, mit jener Ethik nicht übereinstimmen kann, die für alle Menschen gleich gilt. Genauso wenig, wie der Arzt Diktator sein soll, so hat er es auch nicht nötig, Befehlsempfänger der Öffentlichkeit zu werden.

Was ist denn der Arzt heutzutage oft nur noch? Er ist derjenige, der Atteste ausstellt und Pillen verschreibt. Die Patienten tragen ihre Anliegen vor und erwarten nun von ihm, daß er das Geforderte schnellstens liefert. Tut er das nicht, so ist eine Beschwerde fällig. Hier läuft natürlich etwas nicht richtig. Ich fürchte, diese Unausgewogenheit beruht auf der abnehmenden Wertschätzung eines ganzen Berufsstandes.

Neulich las ich einen Artikel, der von der Vorsitzenden einer Patientenvereinigung geschrieben worden war. Sie berichtet darin, wie einer der Mitglieder mitten in der Nacht nach einem Arzt rief und dieser am Telefon entgegnete: „Ich selbst rufe weder meinen Klempner noch meinen Rechtsanwalt oder meinen Buchhalter mitten in der Nacht an. Warum sollte also ich jetzt vorbeikommen?"

Dies wäre sicher ein Fall für die Ärztekammer, denn es handelt sich hier eindeutig um ärztliches Fehlverhalten. Es ist Sache eines solchen Arztes zu entscheiden, wo er moralisch steht. Wenn er aber seinen eigenen Beruf im gleichen Atemzug mit dem Klempner, dem Rechtsanwalt und dem Buchhalter nennt, dann ist ihm die Einzigartigkeit seiner Berufung völlig entgangen. Da kommt ein solcher Arzt zu Menschen in der Stunde der Not, wenn sie besorgt, krank und unglücklich sind. Die ganze Familie ist in Mitleidenschaft gezogen. Doch er begreift gar nicht, welch privilegierte Stellung er eigentlich innehat. Auf den Arzt kommt immer mehr Verantwortung zu, je stärker die Kirche in Vergessenheit gerät. Die Menschen gehen nicht mehr zum Gottesdienst, und sie befragen auch nicht mehr die Geistlichen. Sie gehen zum Arzt dafür. Zu wem sollten sie auch sonst gehen? In dieser Situation könnte der Arzt seine privilegierte Stellung zunehmend nutzen.

Wo ist also die größte Not? Ich zögere nicht herauszustellen, daß der praktizierende Allgemeinarzt seiner wichtigen Aufgabe stärker gerecht werden muß. Das ist mein Plädoyer. Erst kürzlich las ich irgendwo eine ähnlichlautende Stellungnahme dazu. Die Allgemeinmedizin in der Praxis, so hieß es dort, werde immer eine heikle Mixtur aus moderner Wissenschaft und mittelalterlicher Heilkunst sein. Mit allem Vorbehalt und dem Risiko, mißverstanden zu werden, möchte ich etwas mehr dem mittelalterlichen Anteil das Wort reden. Natürlich wollen wir mit der modernen Wissenschaft fortfahren. Aber wir dürfen auch nicht das vergessen, was ich das „Geheimnisvolle", das „Charisma" des Arztes genannt habe. Ich plädiere für eine neue Ordnung, für ein neues Konzept für den praktizierenden Arzt. Als junger Mann arbeitete ich mehr als sechs lange Jahre bei Lord Horder. Er war Berater und Gutachter in allen medizinischen Fragen. Er war kein Spezialist in irgendeiner Abteilung. Aber gerade das machte die Genialität und den Wert dieses Mannes aus.

Wächter und Wegbereiter

Was ist also die Aufgabe des Allgemeinmediziners? Eine seiner wichtigsten Aufgaben wird es sein, ein Auge auf den Experten, auf den Spezialisten zu haben. Kennen Sie Marshall McLuhans Definition eines Experten? Für ihn ist ein Spezialist jemand, der auf dem Weg zum großen Irrtum keine kleinen Fehler macht. Der Allgemeinmediziner ist mit dem Patienten noch lange nicht fertig, wenn er ihn an den Spezialisten überweist. Stehen Sie ihm weiterhin zur Seite, geben Sie Entscheidungshilfe. Der Patient befindet sich in einer schrecklichen Zwangslage, wenn er entscheiden soll, ob er sich auf Anraten des Spezialisten operieren lassen soll oder nicht. Der praktische Arzt muß ihm beistehen. Er muß die Behandlung des ganzen Menschen im Auge behalten, wenn der Spezialist eher nur einen Teilaspekt berücksichtigt. Nach welchen Prinzipien soll solche Wegbegleitung aber geschehen?

In Demut

Was zuerst not tut, ist Demut. Die größte Gefahr, die durch die phänomenalen Fortschritte der Medizin heraufbeschworen wird, ist, daß der Mediziner von sich selbst eingenommen wird; er sagt mehr, als er weiß, und mehr, als er ein Recht dazu hätte. Ich stelle dagegen zunehmend fest, mit welcher Demut Nobelpreisträger sich äußern: Was wissen wir denn schon über das Gehirn? Wir reden davon, es zu manipulieren, wir reden von Eingriffen. Aber was wissen wir vom Verstand? Die Antwort lautet: sehr wenig! Und doch spielt man ungestraft mit neuen Drogen, ohne zu erkennen, daß deren Wirkung weit über das hinausgeht, was wir beurteilen können.

Denken Sie an das große hippokratische Prinzip: Füge niemandem Leid zu! Ich möchte einen Schritt darüber hinausgehen und es positiv ausdrücken. Tue anderen das, was auch du vom anderen erwartest! Dies ist ein sehr guter Test. Wenn Sie einem jener klinischen Experimente fragend gegenüberstehen, dann betrachten Sie es auf diese Weise: Würden Sie selbst zustimmen, daß ein Katheder durch Ihre Venen bis ins Herz vorgeschoben wird? Würden Sie so etwas bei sich selbst machen lassen? Kümmern Sie sich um Menschen um ihrer selbst willen. Behalten Sie immer den ganzen Menschen im Auge! Es hat noch nie einen so großen Bedarf an charakterstarken Medizinern gegeben wie heute, die mit Verständnis, Mitgefühl, Geduld, ja auch mit Opferbereitschaft ans Werk gehen.

Der Arzt der Zukunft

Ich möchte sehen, wie die praktische Ärzteschaft nach einer neuen inneren Ordnung tätig wird. Es müssen Männer und Frauen sein, die sich ihrer Berufung bewußt sind, die bereit sind, im weitesten Sinne Ratgeber zu sein. Sie mögen ihre Patienten an Spezialisten überweisen, wenn dies wirklich angezeigt ist, doch aus den Augen verlieren dürfen sie sie nicht. So kann der Patient jederzeit zurückkommen, denn der Arzt ist im Dienst für ihn. Das soll besonders die jungen Leute ansprechen und den Arzt vor Ort. Er wird nach meinem Dafürhalten der Wächter persönlicher Freiheit sein müssen. Ich glaube, nur er ist dazu in der Lage, denn jedermann wird zuerst seinen Rat suchen. Persönliche Feiheit wird in den vor uns liegenden Jahren bei Ärzten solchen Schlages gut aufgehoben sein. Es wäre eine großartige Sache, wenn eine Solidargemeinschaft von Männer und Frauen aufstünde, die genau diese hohe Meinung vom Allgemeinmediziner allerorts in der Gesellschaft hochhielte und damit der Allgemeinheit diente. Jeden von ihnen würde ich, mehr als je verlangt, gut bezahlen, um damit eine Ermutigung zu erzielen, sich selbst hinzugeben, um dem Nächsten zu helfen.

Wie sieht meine Prognose aus? Ich glaube, daß nach dem großen Aufschwung, den die Medizin in den letzten dreißig Jahren genommen hat, es zu einer Rückbesinnung kommen wird. Wir werden feststellen, daß wir an einem Punkt angekommen sind, an dem Fortschritt immer fragwürdiger wird. Und genau deshalb werden wir in der Lage sein, eine Kehrtwendung zu machen, um zu einer ausgewogeneren Sicht zu kommen. Die Medizin wird wieder eine Stellung einnehmen können, mit der wir alle glücklicher sein werden als in den vergangenen dreißig Jahren. Dies alles wird natürlich nur dann eintreten, wenn die Experten und Techniker bei der Brillanz ihres Wissens und bei der entsprechenden Dürre ihrer Weisheit es nicht fertig gebracht haben, sich selbst und die ganze Zivilisation kurzfristig zu zerstören.

Das, was mir beim Nachsinnen über die Medizin in unserer modernen Gesellschaft wichtig geworden ist, habe ich versucht zu vermitteln. Einige von Ihnen werden zweifellos mit einer gewissen Erheiterung jenen Konflikt erspürt haben, der zwischen dem Vortragenden und dem Prediger in mir im Gange war. Wieder andere sind vielleicht sogar der Meinung, einen klaren Fall von Schizophrenie vor sich zu haben. Zu welchem Schluß Sie auch immer gekommen sind, als einer, der einen tiefen Respekt vor diesem Beruf des Mediziners hat, gebe ich eine Botschaft weiter: Es besteht ein schier unerschöpflicher Bedarf an Ideen, Motiven und Gedanken, die in ihrer Art einen Mann Namens Rahere dazu trieben, im Jahr 1123 das St. Bartholomew Krankenhaus zu gründen.

ZEHN

LEIB, SEELE UND GEIST[1]

Einleitung

Es ist für mich ein großes Vorrecht, aber auch eine Ehre, um diesen Vortrag gebeten worden zu sein. Hierfür gibt es eine Reihe von Gründen. Einer davon ist, daß ich Herrn Professor Rendle Short persönlich sehr gut kannte. In unseren Studententagen war er für uns alle d e r „christliche Arzt" schlechthin. Heute wäre solch eine Bezeichnung gar nichts Besonderes mehr. Aber vor dreißig, vierzig Jahren sah das noch anders aus. Damals gab es zwei Männer, Rendle Short in unserem Land und Dr. Howard Kelly in den Vereinigten Staaten, die in christlichen Kreisen einen Namen hatten. Rendle Short war ein herausragender Chirurg und über die Grenzen hinaus bekannt für seine Schriften. Doch vor allem hatte er sich als „christlicher Arzt" einen Namen gemacht.

Deshalb, so meine ich, besteht dieser jährliche Lehrauftrag zu seinem Gedächtnis vollkommen zurecht.

Während ich diesen Vortrag vorbereitete, habe ich mich immer wieder gefragt, wie weit Professor Rendle denn überhaupt an dem Thema interessiert gewesen wäre, über das ich zu sprechen beabsichtige. Sein Hauptinteresse galt nämlich den Wechselwirkungen zwischen dem christlichen Glauben, der Wissenschaft und dem Leben im allgemeinen. Die meisten seiner christlichen Schriften befassen sich mit den unterschiedlichsten Aspekten der Apologetik. Er nahm einen sehr objektiven Standpunkt ein. Das war meines Erachtens nicht nur auf die Tatsache zurückzuführen, daß er Chirurg war. Vielmehr spielte die Zugehörigkeit zu seiner Konfession keine unerhebliche Rolle. Deren Mitglieder zeichnen sich nämlich im

[1] Dies war eine Vorlesung anläßlich einer Gedenkstunde für Professor Rendle Short im Jahre 1974.

allgmeinen eher durch besondere Objektivität aus. So weiß ich also nicht, wie weit es ihn interessiert hätte, was ich heute hier versuchen will, wenn ich einen Zugang zu dem Thema „Leib, Seele und Geist" finden möchte.

Ich will gleich zu Anfang klarstellen, daß ich nicht beabsichtige, eine theologische Vorlesung über das Wesen des Menschen zu halten, bei der die quälende Frage nicht zu umgehen wäre, ob der Mensch nun ein Wesen aus zwei oder drei Komponenten ist. Vielmehr möchte ich mit Ihnen zusammen einige der vielschichtigen Probleme näher betrachten, die sowohl dem medizinischen Praktiker als auch dem Geistlichen begegnen, wenn wir davon ausgehen, daß wir tatsächlich alle „Leib, Seele und Geist" sind. Hier besteht ein großes Beziehungsgeflecht mit vielen Aspekten für unser Leben. Ich möchte also mit Ihnen über jene Hilfesuchenden sprechen, die deswegen entweder zum Arzt oder zum Pastor kommen, weil sie aus einer Vielzahl von Gründen in Schwierigkeiten stecken und unglücklich sind. Sie mögen bedrückt sein, voller Sorgen oder belastet mit Ängsten. Sie mögen sich über Gottes Vergebungsbereitschaft Gedanken machen oder es mag ihnen an Heilsgewißheit fehlen. Vielleicht können sie nicht konzentriert arbeiten oder sie tragen sich mit Selbstmordgedanken. Das Spektrum solcher Symptome ist sehr breit.

Die Zahl solcher Problemfälle steigt gegenwärtig. Hierfür gibt es sicher vielerlei Ursachen. Zum Teil ist die Hektik unseres Lebens schuld, aber auch der Streß in der modernen Arbeitswelt. Warum ich gerade diese Aspekte hier anspreche, hat zwei Gründe. Zum einen verbringe ich viel Zeit damit, in solchen Fällen zu helfen. Zum anderen bin ich schon so oft gebeten worden, zu diesem Komplex etwas zu sagen, weil es kein kompetentes Lehrbuch gibt, das die Behandlung solcher Nöte abdeckt. Zumindest kenne ich selbst keines. Es ist hier jener Grenzbereich angesprochen, in dem Leibliches, Seelisches, Geistliches und Psychiatrisches aufeinandertreffen.

An dieser Stelle möchte ich noch etwas klarstellen. In dieser Vorlesung kann ich mich nur auf den Christen und seine Probleme konzentrieren. Es wäre unmöglich, in der mir zur Verfügung stehenden Zeit das weite Feld nichtchristlicher Erfahrung mit hineinzunehmen.

Einige Überlegungen für den Arzt

Gleich zu Anfang möchte ein paar allgemeine Bemerkungen in den Raum stellen. Unserem gesamten Themenkomplex müssen wir viel mehr Aufmerksamkeit schenken, als dies bisher geschehen ist. Es gibt zwar schon einige Bücher, die der Situation ansatzweise gerecht werden. Denken wir hier nur an die Werke von Dr. Paul Tournier und die großartige Abhandlung über klinische Theologie von Dr. Frank Lake[1]. Doch ich denke, daß zu diesem speziellen Gebiet mehr zu sagen wäre. Mein eigenes Interesse daran ist nicht nur durch die persönliche Begegnung mit solchen Problemfällen angeregt worden, sondern auch dadurch, daß fortwährend von Geistlichen und Ärzten die Bitte an mich herangetragen wird, zu diesem Thema zu sprechen.

Hinzu kommt noch, daß in näherer Zukunft der Mediziner in diesem Grenzgebiet eine zunehmend wichtigere Rolle spielen wird, und zwar deswegen, weil die Kirche und der christliche Glaube in einem bedauernswerten Niedergang begriffen sind. Es gibt nicht mehr genug Pastoren, und die Menschen sind deshalb gezwungen, entsprechende Hilfe beim Arzt zu suchen. Dabei tritt ein sehr merkwürdige Phänomen zutage, das ich sehr bedaure. Obwohl in der Medizin das Gespräch über das Psychosomatische verstärkt in den Vordergrund getreten ist, so scheint mir doch das persönliche Element und die „Medizin am ganzen Menschen" weitgehend ein Lippenbekenntnis zu sein. Wenn ich durch das Land reise, so drängt sich mir eher der Eindruck auf, daß die medizinische Praxis immer unpersönlicher wird. Welcher Arzt macht heute denn noch Hausbesuche?

Die Gründe hierfür sind mannigfaltig. Wir müssen uns mit ihnen näher befassen, ohne vielleicht auf die Antibiotika und den staatlichen Gesundheitsdienst in Großbritannien näher einzugehen. (Näheres dazu im Kapitel „Moderne Gesellschaft und Medizin") Durch die Überlastung der Krankenhäuser wird der Kontakt zwischen dem Arzt und dem Patienten immer flüchtiger. Doch der Bedarf an persönlichem Kontakt und dem

[1] Frank Lake, CLINICAL THEOLOGY, Darton, Longman & Todd, 1981.

persönlichen Kennen war noch nie so groß wie unter den gegenwärtigen Umständen.

Zusätzlich ist mir auf Seiten der Mediziner viel Bedenkliches in der Einstellung aufgefallen. Dies trifft besonders für die Chirurgen zu. Sie tun viel zu schnell den psychosomatisch Erkrankten als Neurotiker ab. Nach ihrer Meinung brauchten solche Leute es viel eher, daß man ihnen einmal ordentlich ins Gewissen redet und ihnen mit einem Schulterklopfen anrät, etwas mehr für die Gesundheit zu tun. Ich werde Ihnen noch aufzeigen, daß das natürlich der verkehrte Ansatz ist. Aber auch die Internisten sind nicht besser, wenn sie sich damit zufriedengeben, irgendwelche Tabletten zu verschreiben und den Patienten zu beruhigen versuchen, indem sie ihm in Aussicht stellen, er müsse sich nur hin und wieder einmal sehen lassen, um sein Rezept abzuholen. Auf diese Weise wird der Arzt der Notsituation des Patienten niemals gerecht. Rein medizinisch gesehen, scheint ein solcher Vorgang keiner großen Beachtung wert. Ich hoffe aber, daß es mir gelingt aufzuzeigen, daß im täglichen Leben der kranke Patient doch dabei der Leidtragende ist.

Die Schwierigkeiten für den Pastor

Was nun die Geistlichen betrifft, so gibt es auch bei ihnen eine Reihe von Gefahrenmomenten, wenn sich Menschen, die im genannten Grenzbereich erkrankt sind, an sie wenden. Eine dieser Gefahren ist, daß der Pastor sich zu stark innerlich engagiert. In dieser Gefahr steht der Mediziner weniger. Er hat es gelernt, Abstand zu halten. Es bleibt ihm bei seinem Beruf nichts anderes übrig, als einen Schutzmechnismus zu entwickeln, um angemessen objektiv bleiben zu können. Der Pastor aber, mit wenig Erfahrung in dieser Art Gesprächsführung, wird bei seinem Bemühen, Mitgefühl zu entwickeln, viel zu schnell ganz hineingezogen. Ich kenne eine Reihe von Fällen, bei denen Pastoren dem Zusammenbruch nahe waren, weil sie alle Anstrengungen unternommen hatten, sich mit den Schwierigkeiten eines ihrer Gemeindemitglieder zu identifizieren.

Eine weitere Gefahr für den Pastor ist, in jedem einzelnen Fall geistliche Ursachen zu vermuten und somit auch geistlich helfen zu wollen. Schon öfter habe ich diese Geschichte erzählt: Als ich an einem späten Sonntagnachmittag zur Westminster Chapel zurückkam, folgten mir zwei engagierte Mitglieder der Gemeinde dorthin. Sie sahen blaß, ausgelaugt und total erschöpft aus.

Auf meine Frage, was denn los gewesen sei, erzählten sie mir, daß sie geschlagene drei Stunden mit einem Mann gesprochen hätten. Sie hatten zwar nicht den geringsten Fortschritt erzielt, aber es war ihnen gelungen, sich selbst schachmatt zu setzen.

Es stellte sich nämlich heraus, daß dieser Mann an einer manisch-depressiven Psychose litt und schon in den verschiedensten Häusern behandelt worden war. Sie hatten versucht, auf einer rein geistlichen Ebene mit ihm umzugehen.

Dann gibt es noch eine Schwierigkeit für Pastoren im Umgang mit diesen Problemen. Einigen Patienten fehlt das Vertrauen in den Pastor, weil sie Angst haben, sie selbst müßten vielleicht als Illustrationsobjekt für die Kanzel herhalten. Es ist schon ein paar Jahre her, da lernte ich einen amerikanischen Pastor kennen, der in Großbritannien zu Besuch war. Wie er erzählte, war er zu Hause einem Zusammenbruch nahegekommen, und die Ältesten seiner Gemeinde hatten darauf bestanden, daß er sechs Monate ausspannen sollte. Man hatte ihn also in die Ferien geschickt. Während eines Sonntagsgottesdienstes in einer der englischen Kirchen war etwas gesagt worden, was das Problem unseres Pastors gelöst hatte. Als er mir davon erzählte, erwiderte ich nur: „Damit hätten Sie doch auch einen ihrer Pastorenfreunde in Amerika aufsuchen können. Waren Sie denn bei denen schon?"

„Nein, nein", sagte er, „das wäre mir viel zu unsicher gewesen."

Als ich ihn fragte, warum dies so sei, antwortete er: „Man hätte mich sicher in einer Predigt als Beispiel genommen. Natürlich wäre mein Name nicht genannt worden. Aber es wären so viele Einzelheiten aufgetaucht, daß die meisten Leute es an zehn Fingern hätten abzählen können, daß es sich dabei um mich handeln mußte." Das gängige Anführen von Beispielen bei den Pastoren entmutigte diesen Mann, zu denen zu gehen, die am ehesten in der Lage gewesen wären, ihm zu helfen.

Bei unserer Problemstellung gibt es einen ganz speziellen Aspekt, auf den ich hier näher eingehen möchte. Evangelikal geprägte Kirchen und Gemeinden standen bis vor 35 Jahren der Psychologie äußerst ablehnend gegenüber. So sah man es gar nicht gern, daß ein bekannter Geistlicher, der gleichzeitig Psychologe war, ein Buch über den Nutzen der Psychologie für den geistlichen Dienst herausbrachte. Dann kam die Psychologie plötzlich in Mode, und man hatte überhaupt keine Schwierigkeiten mehr, die Leute zu den Psychologen zu schicken. In dieser Zeit kam an einem Sonntagnachmittag ein junger Mann sehr bedrückt zu mir. Er fragte mich, ob ich ihm einen „christlichen Psychologen" empfehlen könnte. Auf meine Frage, warum ich dies tun sollte, erzählte er, daß er Evangelist sei. Man habe ihn zur Weiterbildung zu einem bestimmten Seminar geschickt. Weil ihm aber die Vorbildung fehle, habe er Schwierigkeiten, den Vorlesungen zu folgen. Der Mann war daraufhin zum Rektor gegangen, und dort riet man ihm sofort, er solle doch zum Psychologen gehen.

Dieser Trend hielt an und breitete sich als neue Mode aus. Viele Psychologen, die meisten Freudianer, halfen dabei mit, eine klinische Psychologie zu etablieren. Man hörte sogar von Missionsgesellschaften, die ihre Bewerber von Psychologen (oder Psychotherapeuten) befragen ließen, um ihre Eignung für das Missionsfeld zu ergründen. Solche Prozeduren sind inzwischen in der Geschäftswelt gang und gäbe. Was nur so in Erstaunen versetzte, ist, daß diese Mode nicht vor evangelikalen Kreisen halt macht.

Meine letzte allgemeine Bemerkung gilt den Laien in der christlichen Arbeit, die unsägliches Leid über jene gebracht haben, die ohnehin schon schwer zu tragen haben. Es vergeht kaum ein Tag, da ich nicht etwas ausbügeln muß, was ein übereifriger Freiwilliger angerichtet hat, indem er mit flinker Zunge eine Reihe von Klischees und Allgemeinplätzen von sich gegeben hat. In solchen Fällen blieb nicht nur die Hilfe auf der Strecke, sondern es wurde auch noch Schaden angerichtet.

Körperliches Leid

Ich werde mich jetzt den Einzelfragen zuwenden, indem ich, so gut es geht, aus meiner langjährigen Praxis berichte. Nach dem Gottedienst halte ich mich gewöhnlich in meiner Sakristei auf. Immer wieder kommt dann jemand herein. Ich sehe es demjenigen meist sofort an, wenn etwas nicht stimmt. Aber wie kann ich in dieser Situation helfen? Zuerst kommt bei mir immer die Diagnose. In welche Kategorie muß ich mein Gegenüber einordnen? Das ist mein Thema heute: die Differentialdiagnose an verzweifelten Menschen, die mit ihren Problemen kommen. Sie können es mir glauben, das ist kein einfaches Unterfangen, denn ich habe festgestellt, daß die Differentialdiagnose auf diesem Gebiet im allgemeinen viel schwieriger ist als in der klinischen Medizin. Es ist ein so weites Feld. Deshalb bilde ich mir nicht ein, ich könnte es erschöpfend abhandeln. Doch ein paar grundsätzliche Überlegungen möchte ich schon vortragen.

Das Problem, Ihnen hier etwas vor Augen zu führen, besteht darin, daß es viel einfacher ist, diese Dinge praktisch auszuüben, als sie in Worte zu fassen. Ich will damit allerdings nicht sagen, daß diese grundlegende Tätigkeit nur eine Sache des Instinktes ist, also den siebten Sinn erfordert. Gerade auch Erfahrung ist dabei wertvoll. Doch es ist ein komplizierter Vorgang. Man muß bewerten und abschätzen. Viel hängt deshalb davon ab, wie gefragt und was geantwortet wird. Über die Jahre habe ich immer wieder versucht, dies in Worte zu fassen, aber es bleibt schwierig. Und doch ist das, was ich beschreiben will, von so grundlegender Bedeutung. Ich kenne nämlich Menschen, die man sehr grausam behandelt hat. Die dafür Verantwortlichen waren sich dessen gar nicht bewußt; sie wollten keineswegs grausam sein; sie waren es nur aufgrund ihrer Unwissenheit. Wir haben es immerhin mit Seelen, mit Menschen zu tun. Im Grunde genommen sind wir ja alle sensibel, zartbesaitet und leicht aus dem Gleichgewicht zu bringen. Wenn wir da nicht aufpassen, ist schnell Schaden angerichtet.

Stellen wir uns also vor, ein Hilfesuchender sitzt uns gegenüber, der, wie wir heute sagen würden, zur Seelsorge gekommen ist. Wie fangen wir an? Die erste Frage, die ich mir immer zuerst stelle, lautet: „Ist es körperlich?" Ich möchte diese Frage herausstellen, denn es gibt leider Seelsorger, die gar nicht erst auf den Gedanken kommen, das Leid könnte physischer Natur sein. Weil man die Beschwerden als Nervosität einordnet, ist gleich davon auszugehen, daß nichts Körperliches vorliegen kann? Doch häufig genug ist genau das der Fall.

Bei einer Predigtveranstaltung hatte ich nachmittags und abends Dienst. Zwischen den Gottesdiensten bat man mich, mit einer Lehrerin zu sprechen, die zunehmend depressiv geworden war und die einen niedergeschlagenen Eindruck machte. Sie hatte ihre Mitarbeit in der Sonntagsschule aufgegeben und war nicht mehr regelmäßig zum Gottesdienst erschienen. Sie wurde über Briefkontakt seelsorgerlich von einem bekannten Pastor betreut, der gleichzeitig auch klinische Psychologie betrieb. Ich warf nur einen Blick auf sie und erkannte sofort an der zitronengelben Hautfarbe, daß hier wohl eine bösartige Anämie vorlag (die heute, so hoffe ich, viel früher behandelt worden wäre). Nachdem bei dieser Frau die gezielte Behandlung eingesetzt hatte, ging es ihr bald besser.

Ich erinnere mich noch an einen anderen Fall. Ich sollte einen bettlägerigen alten Mann besuchen, von dem es hieß, er fluche, was das Zeug hält. Er war ein angesehener Diakon der örtlichen Gemeinde, doch nun fragte sich jedermann, wo er denn das neue Vokabular her habe. Alle in seiner Umgebung waren sprachlos. Es stellte sich heraus, daß er an fortgeschrittener Arteriosklerose litt, wobei die Hirnarterien besonders in Mitleidenschaft gezogen waren. Zur großen Erleichterung der Angehörigen konnte ich erklären, daß es sich hierbei um kein geistliches, sondern um ein körperliches Problem handelte.

Fragen dieser Art wurden erst kürzlich wieder in der medizinischen Fachliteratur aufgeworfen, als es um die Krankheit von König Georg III. ging. Eine genauere Untersuchung der medizinischen Fakten scheint zu ergeben, daß sich seine periodisch auftretenden Schwachsinnsanfälle dadurch erklären lassen, daß er an Porphyrie litt. Ein anderes Beispiel ist der große Charles Spurgeon. Er hatte immer wieder depressive Phasen, die ihn an seiner Berufung zu predigen zweifeln ließen; so hatte er zeitweise das Gefühl, er könne es letztlich auch gar nicht. Woran lag es bei ihm? Nun, er hatte die Gicht. Wenn die Anlage zur Gicht erst einmal da ist und sie in der bei ihm vorliegenden Form ausbricht, dann wird es einfach dann und wann depressive Phasen geben! Das gehört zum Krankheitsbild. Man sollte deshalb am Anfang bei der Beurteilung eines Falles immer erst einmal in Betracht ziehen, daß eine körperlich Ursache vorliegen könnte.

Ich kann noch einen besonders interessanten Fall anfügen. Es geht um Charles Darwin. Die Fakten wurden von Max Hammerton in einer Diskussion der BBC beigetragen. Hammerton ist Experimentalpsychologe in Cambridge. Hier nun seine Worte: „In seinem langen Leben litt Darwin immer wieder an einer mysteriösen Erkrankung, die sich durch Herzklopfen, Abgeschlagenheit und depressive Verstimmungen bemerkbar machte. Seine Ärzte konnten keine physische Ursache ausmachen. So glaubte man, was er selbst auch von sich dachte, er sei ein Hypochonder.

Darwins Hypochondrie war geradezu ein Geschenk an die Nachwelt. Die Analytiker, also Freud und seine Schüler, stürzten sich nämlich darauf und meinten, Darwin habe seinen Vater gehaßt. Aber, so mag man einwenden, hat er nicht einmal geschrieben, sein Vater sei der freundlichste Mann gewesen, der ihm je begegnet wäre? Das sei ja gerade der Beweis! Er habe nämlich seinen Vater mit Schuldgefühlen gehaßt; und er sei das Gefühl nicht losgeworden, er habe Gottvater mit seinen Theorien entthront. Bestand deshalb etwa das Lebenswerk Darwins symbolisch darin, seinen Vater zu kastrieren und zu töten? Er fühlte sich schuldig, und weil sein Gewissen mächtig war, bestrafte er sich mit psychosomatischen Krankheiten und mit Leid."

Hammerton fährt dann fort: „Dieses wunderschöne Phantasiegebäude muß ich leider zerstören, denn nichts davon ist zur Erklärung notwendig. Es sieht nämlich so aus, als habe Darwin sich während seines Aufenthalts in Argentinien mit der Chagas Krankheit angesteckt. Die Symptome dieser Krankheit, die eine Art parasitäre Infektion ist, sind u.a. Herzklopfen, Abgeschlagenheit und depressive Verstimmung!"

Ich bin dieser auch mir vorher unbekannten Krankheit nachgegangen, und ich mußte feststellen, daß die in neusten Fachbüchern beschriebenen Symptome den Merkmalen bei Darwin entsprechen.

Hier hat man also einen Mann als Neurotiker, als psychosomatisch Erkrankten abgestempelt, obwohl doch alles auf eine körperliche, natürliche Ursache hindeutet. 1956 entdeckte ich in Amerika zufällig ein Buch mit dem auffälligen Titel: „Leib, Seele und Zucker". Ein Mediziner und Biochemiker hatte es zum Thema „Hyperinsulinismus" geschrieben (es handelt sich dabei um eine Erkrankung, die das Gegenteil zum Diabetes ist). Die Experimentatoren gaben ihren Patienten eine bestimmte Dosis Glukose, und sie ermittelten jede Stunde den Blutzuckerwert. Die These dieses Buches besagte, daß ein nach der sechsten Stunde gemessener Blutzucker einen Hinweis auf den Hyperinsulinismus geben würde. Es ist geradezu erstaunlich, was für eine Vielzahl seelisch-nervöser Probleme diese Erkrankung mit sich bringt.

Ich hoffe, ich habe hinreichend deutlich gemacht, wie wichtig es ist, gleich zu Anfang die feststellbaren und möglichen physischen Ursachen abzuklären.

Geistliche Krankheit

Die zweite Frage, die ich mir zu Anfang stelle, ist diese: „Wenn es nicht physisch ist, ist es vielleicht geistlich?" Was ist unter einem geistlichen Problem zu verstehen? Es ist jedenfalls ein Problem, dem man ganz allein geistlich begegnen kann. Sehr verbreitet ist z.B. der Mangel an Heilsgewißheit; viele haben damit ihre Schwierigkeiten. Andere sorgen sich um eine bestimmte Sünde und wie sie diese loswerden können. Vielleicht ist es aber auch nur die Erinnerung an eine Verfehlung, an eine Gotteslästerung, an eine Sünde wider den Heiligen Geist oder an ein erstzunehmendes Fehlverhalten.

Es ist wichtig, sich klarzumachen, daß solche geistlichen Fälle durchaus mit manifesten Symptomen einhergehen, die manchmal sogar alarmierende Ausmaße annehmen. Ich will Ihnen ein krasses Beispiel geben. Es war vor einigen Jahren, als mir eines Tages gemeldet wurde, daß ein Mann in Begleitung eines anderen an der Tür stehe, der sehr erregt sei. Ich ging zur Tür, und da stand ein hochgewachsener Mann mit wirrem Haar vor mir, dem man seine Erregung ansehen konnte. Er hatte offensichtlich Mühe, sich noch zu beherrschen. Ich brachte die beiden in mein Arbeitszimmer, und wir fingen an zu reden. Dabei erfuhr ich, daß dieser Mann kurz vorher ein Privatsanatorium heimlich verlassen hatte, wo er wegen „religiöser Manie" schon sechs Wochen behandelt worden war. Er war so verzweifelt, daß er sich regelrecht an den Haaren riß. Als er dann in seiner Verzweiflung nach mir griff, hatte ich das ungute Gefühl, er könnte mich erdrücken, wenn er wollte.

Die Geschichte diese Mannes fing damit an, daß er sich um 1904 bei der walisischen Erweckung bekehrte. Er kam von der Trunksucht frei, und er wurde ein aktiver Christ. Zum Teil aufgrund dieser Veränderung fing sein Geschäft an aufzublühen. Nach ein paar Jahren aber wurde er plötzlich sorglos, und ein geistlicher Niedergang setzte ein. Er hatte nämlich wieder angefangen zu trinken, und es wurde ein Rückfall auf der ganzen Linie. So trieb er es mehrere Jahre, indem es ihm rein äußerlich eigentlich ganz gut ging und er immer wohlhabender wurde. Doch dann ging ihm ganz plötzlich und ohne Vorwarnung auf, wie es eigentlich um ihn stand. Er sorgte sich sehr. Schließlich kam es zu Selbstvorwürfen folgender Art: „Vor meiner Bekehrung tat ich dergleichen, doch da wußte ich es nicht besser, und mir war vergeben. Jetzt aber sündige ich gegen das Licht. Bei meinem jetzigen Lebenswandel kenne ich die Wahrheit. Deshalb habe ich keine Vergebung mehr." Der behandelnde Arzt hatte „religiöse Manie" diagnostiziert, und man hatte ihn in ein Privatsanatorium gesteckt, in dem es mit ihm immer mehr bergab ging.[1]

Die Behandlung, die ich ihm angedeihen ließ, war rein geistlich. Medizinische Kentnisse waren hier überflüssig. Mein Umgang mit ihm bestand darin, daß ich mit ihm in der Schrift las und ihn lehrte. Er wurde vollkommen befreit.

Eine Frau, die eine verantwortungsvolle Stellung in ihrer Gemeinde innehatte, befand sich plötzlich in einem Zustand, der es ihr nicht mehr gestattete, ihren Dienst wie bisher zu

---

[1] Eine eingehendere Beschreibung dieses Falles ist zu finden in: Dr. Martyn Lloyd-Jones, EXPOSITIONS OF ROMANS 8.5-17, Banner of Truth Trust, 1974.

versehen. Bei jeder Gelegenheit bekam sie anfangs Schweißausbrüche, und am Ende konnte sie gar nichts mehr in Angriff nehmen.

Der Grund für das alles war in dem zu suchen, was sie vor 22 Jahren einmal über Gott gesagt hatte. Inzwischen war sie in zwei psychoanalytischen Sitzungsserien behandelt worden. Und dann hatte ich von ihr einen Brief bekommen, in dem sie anfragte, ob ich sie empfangen würde. Sie stellte dann allerdings nur eine Frage an mich, nämlich, ob ich ihr einen guten christlichen Psychologen empfehlen könnte.

Das war schon alles, was diese Frau wollte. Warum sie denn einen Psychologen brauche, fragte ich sie. So erzählte sie mir ihre Geschichte. Es wurde bald klar, daß ihr nur ein rechtes Schriftverständnis und ein angemessenes Gottesbild fehlte. So konnte sie vollkommen befreit werden.

Sie werden inzwischen erkannt haben, daß es ganz stark auf die Diagnose ankommt, gerade auch bei Menschen, die unter diese geistliche Kategorie fallen. Bei ihnen findet man eine große Bereitschaft zuzuhören. Sie stürzen sich geradezu auf jeden zitierten Vers, der ihnen Erleichterung verschafft. Sie halten sich an dem fest, was ihnen Trost und Erleichterung bringt. Man darf sich keineswegs abschrecken lassen, wenn sie anfangs noch mit Einwänden kommen: „Ja, aber ..." Unsere Patienten tun dies in der Hoffnung, wir würden dann unseren Standpunkt noch nachdrücklicher vertreten. Sie wollen nichts anderes, als daß wir überzeugend auftreten. Es ist also nach meiner Erfahrung so mancher Einwand eher ein diagnostischer Hinweis auf die Ernstmeinenden in der Gruppe der Erkrankten.

Psychische Erkrankung

Die dritte Kategorie, zu der Ihr Patient gehören mag, ist die psychische. Vielleicht ist Ihnen diese Ausdrucksweise zu allgemein. Ich kann auch konkreter werden und von den Geisteskrankheiten sprechen. Diese sind gerade im Augenblick einer eingehenderen Betrachtung wert, denn mit diesem Thema sind wir mitten in einer der letzten neuen Moden des christlichen Umfeldes. Selbst die Evangelikalen sind davon betroffen. Das, was man landläufig unter „Geisteskrankheit" versteht, ist unter Beschuß geraten. Besonders die Schriften von Thomas Szasz sind hierfür verantwortlich. Er hat eine Vielzahl von Büchern geschrieben. In Deutschland ist davon erschienen: „Geisteskrankheit — Ein moderner Mythos?"

Welche These vertritt Szasz? Er vertritt kämpferisch die Meinung, daß unsere allzu große Bereitschaft, Menschen als geisteskrank abzustempeln und sie entsprechend zu behandeln, nichts anderes ist, als die moderne Ausprägung dessen, was sich in vielen Jahrhunderten vor uns bereits vollzogen hat. Im Mittelalter sei es die Bestrafung von Glaubensabweichlern durch die Kirche gewesen. So habe man die Ketzer verbannt und durch die Inquisition sehr ideenreich bestraft. Als dies aus der Mode kam, habe man angefangen, die Hexen zu jagen. In Großbritannien und Amerika dauerte diese Periode bis ins 17. Jahrhundert. Worauf hat man sich heute verlegt? Szasz würde antworten: „Man diagnostiziert Geisteskrankheiten und steckt die Menschen in entsprechende Anstalten." Das genau sei es, was heute geschehe, und dagegen müsse man angehen.

Dieser Mann ist mit seinen Schriften nicht nur interessant, sondern auch unterhaltsam. Er ist nicht nur ein brillanter Schriftsteller, sondern auch sonst ein sehr fähiger Mann. Wenn Sie einmal mit Genuß etwas lesen wollen, so nehmen Sie sich eines seiner Bücher vor. Es stecken viele Wahrheiten in dem, was er sagt. Er ist ein Gegner Freuds, und er greift das an, was zu einem Kult geworden ist, nämlich die Besuche beim Psychologen. Alles erhält den Stempel „Psychologisch!", und alles wird damit erklärt. Was ihm aber noch mehr Sorge bereitet, ist das moralisch richtende Element, das immer wieder mit hineinspielt. Wie schnell wird ein Erkrankter von seiner Frau, von seiner Familie oder von seinem Arzt moralisch abgestempelt. So hilflos er auch sein mag, man reicht ihn einfach weiter zur Behandlung, gleich welcher Form. Dort wird er taxiert, und es werden Beurteilungen verfaßt. Wenn solche Vorgänge überhandnehmen, ist die persönliche Freiheit in akuter Gefahr.

Von Zeit zu Zeit bekommen wir über die Presse ein wenig

Einblick in das, was in extremer Form in Rußland vor sich geht. Aber ganz zweifellos haben solche Dinge selbst in Amerika bei der Industrie Einzug gehalten. Menschen erhalten eine Stelle nicht oder werden entlassen, nur weil sie nicht in psychologisch vorgegebene Normen passen. Menschen, die auf irgendeine Art anders sind, merken plötzlich, daß man sie abgestempel hat. Eine Beurteilung wird geschrieben, und entgegen ihren Wünschen greift man in ihr Leben ein. Szasz ist darüber besorgt, daß ausgerechnet die Psychologen stark verallgemeinernde Auffassungen vertreten. Für jeden hat man eine Erklärung parat, ob es sich dabei um Hamlet oder Darwin handelt, wie wir weiter oben gesehen haben. Doch in diesem Trend liegen nicht nur ein paar Analysen längst Verstorbener. Szasz beschreibt den Fall eines Mannes, der sich aufmachte, Präsident der Vereinigten Staaten zu werden. Er wurde auf die gängige Weise taxiert. Ein Bericht erschien in der Tageszeitung, und es gab genug Leute, die bereit waren, alles zu glauben. Für sie hatten die Psychologen, was die Natur des Menschen und die Eigenheiten eines jeden einzelnen anbetrifft, wie immer den großen Durchblick.

Szasz hält die große Gefahr jedermann vor Augen. Was er möchte, ist, daß wir einmal nachlesen, was man mit Menschen in der Vergangenheit anstellte, die man für verrückt erklärt hatte. Es war entsetzlich. Doch er erklärt mit Nachdruck, daß man heute ganz genau das gleiche tue, nur eben mit etwas feineren Umgangsformen. In seinem Buch „The Manufacture of Madness" [Wird Geisteskrankheit erst produziert?] schreibt er folgendes:

Noch bis 1860 mußte man gar nicht unbedingt geistig krank sein, um hinter den Mauern einer Irrenanstalt zu verschwinden. Es reichte schon aus, eine verheiratete Frau zu sein! Als die berühmte Mrs. Packard in die staatliche Nervenheilanstalt von Jacksonville eingeliefert wurde, weil sie mit ihrem Pastorenehemann nicht einer Meinung war, waren die Einlieferungsgesetze im Staate Illinois noch dergestalt, daß verheiratete Frauen auf Antrag ihres Ehemannes oder Vormundes in eine Heilanstalt eingewiesen werden konnten, ohne daß das sonst erforderliche Attest über die Geisteskrankheit vorliegen mußte!

Diese Frau wurde also in eine Heilanstalt gebracht, weil

sie es gewagt hatte, ihrem Pastorenehemann zu widersprechen![1]

Was halten Sie von diesem Bericht? Ich bin sicher, auch Sie werden es bedauern, daß Menschen überhaupt imstande waren, durch solch ein Verhalten schuldig zu werden. Nun denke ich allerdings, daß Szasz mit seinem Anliegen über das Ziel hinausschießt. Obwohl viel Wahres an dem ist, was er sagt, so geht er doch wohl etwas zu weit, wenn er behauptet, es gebe keine Geisteskrankheit. Bedauerlich dabei ist auch, daß er inzwischen eine Vielzahl von Schülern gefunden hat, die seine Ansichten in populärwissenschaftlichen Büchern verbreiten. Eines der bekanntesten ist wohl das vielverkaufte „Handbuch zur Seelsorge" von Jay Adams. Dieser ist im Grunde genommen lediglich das allgemeinverständliche Pendant zu Thomas Szasz. Denn auch Adams behauptet, daß es so etwas wie Geisteskrankheit nicht gebe. Für ihn leiden die Patienten in Wirklichkeit nur unter der Sünde, und man müsse deswegen nur nach den Anweisungen der Schrift mit ihnen umgehen. Diese Autoren maßregeln jene, die mit Leid zu ihnen kommen und legen in ihrer Seelsorge große Strenge an den Tag.

Wir müssen also auf diesem Gebiet mit jenen zusammenarbeiten, die auch von der Realität der Geisteskrankheiten ausgehen. Sonst werden wir nämlich mit unserer Grausamkeit an jenen schuldig, die zu uns kommen und um Hilfe nachsuchen. Warum bleibe ich dabei, daß es solche Krankheiten gibt? Ich meine, daß die familiäre Vererbbarkeit in diesen Krankheitsfällen für sich spricht. Ein weiterer Faktor ist die für so viele Fälle typische anfallartige Wiederkehr. Geistig klare, lichte Abschnitte wechseln sich mit Rückfällen ab. Es gibt viele geistige Erkrankungen, die ganz und gar nicht auf geistliche Behandlung reagieren, die dadurch manchmal sogar noch schlimmer werden.

Es gibt die verschiedenen psychologischen Grundtypen. Manche Menschen sind eher friedfertig, manche eher sprunghaft. So kann man die unterschiedlichsten Temperamente be-

---

[1] Thomas Szasz, THE MANUFACTURE OF MADNESS, Routledge and Kegan Paul, 1971.

obachten. Wenn es zur geistigen Erkrankung kommt, so werden diese Variationen entsprechend gesteigert. Es breitet sich heute immer stärker die Meinung aus, daß Geisteskrankheit Resultat einer fehlerhaften Hirnchemie ist, so wie Diabetes eine Störung in der Chemie der Bauchspeicheldrüse ist. So schwierig es auch sein mag, bei den Geisteskrankheiten zu klassifizieren, so gibt es doch in der Psychiatrie eine Reihe von klinisch zu beobachtenden Krankheitsbildern. Geschichtlich sind Fälle berichtet worden, die klar belegen, daß Geisteskrankheit ein Faktum ist.

Einer der bekanntesten unter ihnen ist wohl der des Dichters William Cowper. Er war ein hingegebener Christ, der sich in der evangelikalen Lehre auskannte. Und doch litt er an immer wiederkehrenden Anfällen geistiger Erkrankung. Seine Freunde redeten ständig auf ihn ein und taten alles, was man uns immer wieder in solchen Fällen rät zu tun. Doch der Erfolg blieb aus. Es wurde mit ihm sogar schlimmer, und sein Leid wurde vergrößert.

Richard Baxter, ein puritanischer Schriftsteller, der vor rund 300 Jahren lebte, ließ bereits ein tiefes Verständnis dieser Dinge erkennen. So gibt uns Baxter, besser als jeder andere, eine Differentialdiagnose an die Hand, die zwischen geistlichen und geistigen Fällen unterscheidet. Er schreibt:

Ich nenne jene nicht Melancholiker, die verstandesmäßig wegen der Sünde bekümmert sind, die ein Gefühl für das Sündenelend haben und eifrig darauf bedacht sind, wiederhergestellt und gerettet zu sein, auch wenn dies mit so großer Besorgnis einhergeht, daß es die Geisteskräfte gerade noch tragen können. Dies gilt so lange, wie die Menschen einen gesunden Verstand besitzen und Phantasie, Vorstellungskraft und Denkvermögen nicht krankhaft eingeschränkt sind. Unter Melancholie (d.h. Geisteskrankheit) verstehe ich die krankhafte Tollheit, das irregeleitete und verletzte Vorstellungsvermögen und die sich daraus ergebende fehlgeleitete Urteilskraft, die ein typisches Zeichen ist.

Er führt dann 35 Punkte an, die differentialdiagnostisch zwischen dem unterscheiden, was man „geistig krank" nennt und dem, was „geistliche Not" bedeutet. Folgend gebe ich Ihnen ein paar jener Punkte, die die Geisteskrankheiten betreffen:

(i) Sie sind gewöhnlich äußerst furchtsam, ohne Ursache oder weit über das hinaus, was Ursache ist. Alles, was sie hören, dient dazu, ihre Furcht zu vergrößern, besonders dann, wenn die Furcht ursächlich am Anfang steht, wie dies gewöhnlich der Fall ist.

(ii) Ihre Phantasie bewirkt sich vertiefende Schuldgefühle, ein übertriebenes Gefahrenbewußtsein und zunehmende Traurigkeit.

(iii) Sie sind von der übersteigerten Traurigkeit abhängig geworden. Einige weinen und wissen nicht, warum. Einige meinen, dies sei nur zu gerecht, denn würden sie lächeln und fröhlich sprechen, ihr Herz würde sie strafen; es ist ihnen, als hätten sie Verkehrtes getan.

(iv) Ihr ganzes religiöses Leben besteht darin, sich zu sorgen und das eigene Fleisch in Kargheit zu halten.

(v) Sie sind beständige Selbstankläger, indem sie alles, was sie lesen, sehen oder denken dazu nutzen, sich selbst anzuklagen.

(vi) Sie sehen sich selbst als von Gott aufgegeben, und sie sind schnell verzweifelt.

(vii) Sie glauben, der Tag der Gnade sei vorüber, und es sei nun zu spät, umzukehren und Gnade zu finden.

(viii) Sie stehen oft in der Versuchung, an der Prädestinationslehre zu verzweifeln und zu glauben, daß, wenn Gott sie verdammt und nicht erwählt habe, sie oder die Umwelt ohnehin nichts tun könnten, um sie zu retten.

So geht es weiter in dieser Liste von 35 Punkten. Am Ende steht dann folgendes:

(35) Doch in all ihrer Verstimmung werden wenige wahrhaben wollen, daß sie Melancholiker (d.h. geistig gestört) sind. Vielmehr werden sie es verabscheuen, wenn man es ihnen erzählt. Sie werden sagen, es sei ihr gesunder Verstand, der sie zur Traurigkeit treibe, und der zürnende Gott habe sie aufgegeben. So sind sie kaum dazu zu bewegen, ein Arzneimittel oder irgend etwas anderes zur Heilung ihres Leibes anzunehmen, indem sie behaupten, es gehe ihnen gut, und indem sie davon ausgehen, nur ihre Seele sei verzweifelt. Dies ist die traurige Lage jener armen Menschen, die sehr zu bemitleiden sind, doch die niemand verachten sollte. Ich habe hier nichts ausgesprochen, was ich nicht immer wieder gesehen und ken-

nengelernt habe. Niemand sollte jene verachten, denn Menschen jeden Hintergrundes geraten in dieses Elend, gebildete und ungebildete, hohe und niedrige, gute und schlechte. Ja, so mancher hat frohgemut in Sinnenfreude gelebt, bis Gott dafür sorgte, daß er seine Torheit zu spüren bekam.

Dem ist nicht hinzuzufügen. Ich hoffe sehr, daß jene, die Thomas Szasz und Jay Adams folgen wollen, sich diese Gedanken zu Herzen nehmen.

Wenn ich meine Erfahrungen zugrundelege, würde ich Baxters 35 Punkte wie folgt zusammenfassen: Man wird fast ohne Ausnahme feststellen, daß diejenigen, die geistig erkrankt sind, nicht wirklich zuhören werden. Man zitiert zwar die Schrift, aber sie hören nicht hin. Dafür wiederholen sie beständig ihre eigenen Aussagen, und sie vermitteln den Eindruck, als warteten sie nur darauf, ihr Gegenüber würde aufhören, damit sie erneut ihren eigenen Standpunkt vorbringen können. Hiervon gibt es kaum eine Ausnahme. Merken Sie, welcher Unterschied zu denen besteht, die in geistlichen Schwierigkeiten stecken? Denen geht es nämlich darum, Hilfe zu erlangen, den anderen nicht. Bei den geistig Kranken habe ich immer das Gefühl, die Tangente an einem Kreis zu sein. Man dringt niemals ein, sie werden ungeduldig und reden immer dasselbe.

Dämonische Belastung

Nun kommen wir zur letzten Kategorie, der dämonischen. Es stellt sich die Frage: Habe ich es bei einem bestimmten Fall mit Körper oder Geist, mit der Seele oder mit wahrhaft dämonischer Belastung zu tun? Auch hier muß ich wohl das, was ich vortragen will, wieder verteidigen, denn die Meinungen weichen diesbezüglich erheblich voneinander ab. Nichtchristen haben sich schon immer gegen dämonische Phänomene ausgesprochen, denn sie glauben nicht an eine geistliche Realität. Das Problem ist, daß selbst viele Christen nicht daran glauben. Jay Adams schreibt in einem seiner Bücher, daß es seit der Zeit der Apostel keine dämonische Besessenheit mehr gegeben habe und auch nicht mehr geben könne. Deshalb sei diese Möglichkeit nicht mehr in Betracht zu ziehen, wenn man mit einem entsprechenden Fall zu tun habe.

Dies, so scheint mir, ist ein ernstzunehmender Einwand, der Auswirkungen auf uns alle hat, denn ich kenne evangelikale Christen, die denselben Standpunkt vertreten. Auch B.B. Warfield mit seiner Schule vertrat diese Meinung. Für diese Leute ging es mit den Geistesgaben, mit Wundern und dem Reden in neuen Sprachen in der Zeit der Apostel zu Ende. Aber eben auch dämonische Belastungen seien fortan nicht mehr aufgetreten. Dies ist nicht nur gefährlich, sondern auch vollkommen unbiblisch. Diese Leute haben nichts, worauf sie sich beziehen können, wenn sie behaupten, das Taufen im Geist oder die Austeilung von Geistesgaben sei mit dem apostolischen Zeitalter zu Ende gegangen. Es gibt keinen einzigen Hinweis in der Schrift dafür. Aber genauso fehlen Schriftbeweise für die Behauptung, daß das Sichtbarwerden dämonischer Aktivitäten, das Wirken böser Geister, damals aufgehört hat.

In dem Augenblick, da Sie so etwas behaupten, stelle ich Ihnen die Frage: „Wieviel vom Neuen Testament glauben Sie? Was hat es uns heute noch zu sagen und was nicht?" Wenn Paulus schreibt: „Denn unser Kampf ist nicht gegen Fleisch und Blut, sondern gegen die Gewalten, gegen die Mächte ..." (Epheser 6.12), so fragt sich, ob dies nur für die Christen des ersten Jahrhunderts galt. Hat uns dies heute nichts mehr zu sagen? Ich meine, wir haben es bei dieser Auffassung mit einer neuen, gefährlichen Form einer theologischen Denkrichtung zu tun, die von der abschnittsweisen, nach „Haushaltungen" gegliederten Offenbarung Gottes ausgeht. Wichtiger und ernstzunehmender ist die Tatsache, daß nach meiner Erfahrung, das Dämonische die Menschen eher zum Pastor treibt als zu Ihnen in die Praxis.

Die dämonischen Aktivitäten nehmen zu. Was ist aber der Grund dafür? Ich meine, daß dies zuallerst darauf zurückzuführen ist, daß Frömmigkeit und Gottesfürchtigkeit im ganzen Land abnehmen. Nach einer Zeit geistlicher Erwekkungen bleibt immer noch eine Weile etwas nach. Der Einfluß überdauert mehrere Generationen. Unser Land lebt noch vom Kapital der großen Erweckungen des 18. Jahrhunderts, und das nun schon fast zwei Jahrhunderte. Doch diese Zeit läuft langsam aus. Es war ein Einfluß, der etwas zurückhalten konnte. Auch die kleineren Erweckungen des 19. Jahrhunderts trugen dazu bei. Dieser Einfluß ist nun am Schwinden. So wie die Gottlosigkeit zunimmt und Gott im Denken der Menschen nicht mehr vorkommt, so muß man wohl auch davon ausgehen, daß die finsteren Mächte stärker in Erscheinung treten. Auch der Drogenkonsum bleibt nicht ohne Wirkung. Durch ihn werden die höheren Kontrollzentren ausgeschaltet, und die armen Opfer werden eine leichte Beute für den Einfluß der allgegenwärtigen finsteren Mächte.

Ein weiterer Faktor ist die zunehmende Beschäftigung mit dem Okkulten in vielerlei Formen. Sogar Schulkinder sind nach jüngsten Berichten betroffen. Im Bereich von Groß-London sind in den letzten Jahre viele derartige Fälle bekannt geworden. Hinzu kommen heute noch die populären und weitverbreiteten hysterischen Aktivitäten der Pop-Kultur. Dieser primitive Musiktypus und das rhythmische Bewegen spricht die niedrigeren Instinkte an. So werden die höheren Kontrollinstanzen geschwächt oder ganz außer Gefecht gesetzt, und die Menschen werden umso leichter eine Beute der uns umgebenden unsichtbaren Mächte.

Zum Schluß muß ich noch die sogenannte charismatische Bewegung erwähnen. Vielleicht nicht die Bewegung als solche, sondern jene Leute, die immer dabei sind, wenn es etwas Neues gibt. Anstatt auszuprobieren und die Geister zu unterscheiden, geben sie sich allem hin, was neues Erleben verspricht. Dies ist ein Zeitalter, das nach Erlebnissen schreit. Wir sind Zeugen einer großen Revolte gegen den Verstand. Die Menschen sind des Verstandes müde. Sie bezweifeln seine Leitfunktion und machen sich auf die Suche nach Erlebnissen. Dies ist auch der Grund dafür, daß man Drogen und andere Dinge ausprobiert. Die zunehmende Dämonenaktivität hat also ihre erkennbare Ursache.

Die gegenwärtigen Phänomene dämonischer Aktivität würde ich in zwei Gruppen einteilen. Die erste Gruppe könnte man als „dämonische Belastungen" bezeichnen. Es gibt viele Biographien von Heiligen der Kirchengeschichte, die authentisch Zeugnis dafür ablegen, wie oft es zu Belastungen satanischen Ursprungs gekommen ist. Solch Fälle häufen sich heute.

Ich möchte Ihnen zwei oder drei Beispiele geben. Man hatte

mich gebeten, mit einem Mann zu sprechen, der zum Pastor einer Gemeinde berufen worden war. Er arbeitete als Sachbearbeiter bei einer Firma. Er war ein guter Christ, und, obwohl seine Ausbildung nicht allzu gründlich war, hatte er den Pastor immer zufriedenstellend vertreten. Bei solchen Gelegenheiten predigte er so, daß man ihm gern zuhörte. Als dann der Pastor dieser Gemeinde einen Ruf in eine andere Gemeinde bekam und wegging, kamen die Ältesten überein, daß es nicht nötig sei, nach einem Nachfolger Ausschau zu halten. Einstimmig berief man diesen Mann zum Nachfolger. Doch von diesem Augenblick an wurde er stark depressiv, so wie er es vorher nie gekannt hatte. Er wurde so depressiv, daß er nicht einmal mehr den Begrüßungsdienst in der Gemeinde versehen konnte.

Als ich ihm dann begegnete, erfuhr ich, daß er schon ein gutes Jahr mit diesem Problem zu tun hatte. Während dieser Zeit hatte er nicht ein einziges Mal gepredigt, obwohl sein Ruf so einstimmig ergangen war. Nicht nur der Hausarzt hatte ihn behandelt, sondern auch ein bekannter Psychiater. Trotzdem kam es gar zu Selbstmordgedanken. Obwohl er sich jeder erdenklichen Behandlungsmethode unterzogen hatte, ging es ihm ständig schlechter. Als er zu mir kam, saß vor mir ein Melancholiker; sein Anblick war mitleiderregend.

Doch ein noch augenfälligeres Beispiel ist der Fall einer examinierten Krankenschwester, die in einen der südamerikanischen Staaten gegangen war und dort eine wunderbare Arbeit unter den Indios angefangen hatte. Sie war ein sehr talentiertes Mädchen. Als nämlich der aufsichtsfühende Arzt, der einzige Chirurg am Krankenhaus für die Eingeborenen, wegen Krankheit längere Zeit nach Großbritannien auf Heimaturlaub gehen mußte, gelang es ihr, einen Großteil des medizinischen Dienstes aufrechtzuerhalten. Bei der Rückkehr des Chirurgen sorgte man dafür, daß auch die Schwester erst einmal zu Hause Urlaub machen konnte. Während sie bei ihrer Schwester in London lebte, stellte man ihr ein Mädchen vor, das Hilfe brauchte. Die Mutter dieses Mädchens war Spiritistin, und unsere Krankenschwester, die sich so sehr als Missionarin bewährt hatte, setzte sich für das Mädchen ein, und sie trafen sich mehrmals. Doch dann bekam diese Missionarin urplötzlich Depressionen. Während sie es sonst nicht abwarten konnte, ins Missionskrankenhaus zurückzukehren, hatte sie diesmal keine Lust. Sie glaubte, sie sei noch nicht soweit. Diese Frau war plötzlich in einem sehr merkwürdigen Zustand. Ich mußte immer wieder festgestellen, das so etwas gerade bei jenen Pastoren, Missionaren und Evangelisten vorkommt, die anscheinend sehr beliebt und erfolgreich bei ihrer Arbeit sind.

Ich gehe davon aus, daß jeder dieser Fälle unter die Kategorie dämonischer Belastungen fällt. Dies bringt mich zur Frage nach der Diagnose. Wie sehen die zu beurteilenden Merkmale aus? Da ist einmal das plötzliche Auftreten des jeweiligen Zustandes zu nennen. Zudem erwartet man das entsprechende Krankheitsbild gerade bei der betreffenden Person absolut nicht. Plötzlich verändern sich diese umgänglichen Menschen, und ihre Einsatzfähigkeit nimmt ständig ab. Alles deutet dann auf eine okkulte Opposition zum Werk hin, das sie gerade für Gott tun, so als wäre ein Feind darauf aus, es zu verderben oder aufzuhalten.

Als ich der Geschichte jenes Mannes zuhörte, der einen Ruf in die Gemeinde erhalten hatte, der aber nun nicht predigen konnte, da fragte ich mich schon, ob dies denn wirklich ein psychiatrischer Fall war. Handelte es sich nicht viel eher um unmittelbare satanische Opposition? Als er noch ersatzweise für den Pastor eingetreten war, schien alles in bester Ordnung zu sein. Deshalb hatte die Gemeinde ja auch die Berufung ausgesprochen. Dann schien der Teufel zu ihm zu sagen: „Wer glaubst du denn, wer du bist, daß du Pastor dieser Gemeinde werden willst? Es ist die eine Sache, gelegentlich sonntags einmal zu predigen. Fast jeder kann das. Doch es ist etwas anderes, wirklich jeden Sonntag zu predigen, morgens und abends, Sonntag für Sonntag. Dann sind da noch all die gebildeten Leute in der Gemeinde, die sich auch auskennen, und du warst noch nicht einmal auf der Hochschule ... Gegen eine gelegentliche Sonntagspredigt ist ja nichts einzuwenden ...!"

In jedem Fall muß man solche Menschen aussprechen lassen. Ich ließ es zu, daß dieser Mann eine ganze Stunde lang reden konnte. Je mehr er erzählte, desto sicherer wurde ich mir der Diagnose. Als er zum Ende gekommen war, fing ich an, mit ihm zu reden: „Sehen Sie, Sie sind nicht psychisch kränker als ich."

Diese Antwort nahm er mir fast übel, und er erwiderte: „Ich bin doch von großen Spezialisten behandelt worden."

„Ja, ich weiß, aber sie sind trotzdem nicht psychisch krank", antwortete ich.

„Was fehlt mir dann aber?"

Ich gab ihm zu Antwort: „Der Teufel belastet sie."

Das mochte er gar nicht hören. Er sei schließlich normaler Patient, und er wies darauf hin, daß er doch medizinisch behandelt werde. Er hatte seine Frau zu diesem Gespräch mitgebracht. Sie war die ganze Zeit anwesend, und ich bemerkte, daß sie mir zustimmte. Sie wendete sich an ihren Mann und sagte: „Erinnerst du dich noch an unseren letzten Arztbesuch. Der Doktor hat damals auch gesagt, daß er das nicht mehr verstehen würde. Normalerweise würde die Kombination der Medikamente, die du erhalten hast, dafür gesorgt haben, daß es dir besser geht. Er würde das nicht verstehen."

„Ich verstehe das schon", erwiderte ich.

Er fragte etwas aggressiv: „Was verstehen Sie denn?"

„Was ich verstehe, ist, daß jede vorstellbare Kombination von Medikamenten nicht den geringsten Eindruck auf den Teufel macht!" Das saß. Ich war verstanden worden. In den nächsten zwanzig Minuten entspannte sich dieser Mann nicht nur völlig, ich brachte ihn sogar zum Lächeln. Ich sagte ihm, daß er sofort wieder anfangen müsse zu predigen. Und das tat er dann auch.

Fünf oder sechs Wochen später wollte ich gerade das Haus verlassen, als das Telefon klingelte. Ich nahm ab, und es war dieser Mann am Apparat. „Sie erinnern sich sicher, ich habe Ihnen doch erzählt, daß meine Gemeinde drei oder vier Gebetsnächte für meine Wiederherstellung veranstaltet hatte. Ich dachte, es würde Sie interessieren, daß wir heute eine Gebetsnacht haben, um Gott für meine Heilung zu danken."

Die einzige „Behandlung", die ich ihm angedeihen ließ, war, ihm zu zeigen, daß er nicht psychisch krank war, sondern, daß der Teufel alles darangesetzt hatte, ihn aus der Kanzel zu verdrängen, denn er wußte, daß dieser Mann einen guten Dienst tun würde. Das meine ich, wenn ich sage, man müsse das Element der Opposition gegen Gottes Werk bei einem solchen Fall erkennen.

Ein anderes diagnostisches Merkmal ist ungewöhnliche

Schwäche. Ich denke da an einen Pastor. Er war ein starker, muskulöser, kraftstrotzender Mann, der mir anläßlich eines Predigtdienstes in seiner Gemeinde erzählte: „Sehen Sie dort den Briefkasten? Als ich neulich ein paar Briefe dort einstekken wollte, da kostete es mich plötzlich alle Anstrengung, überhaupt wieder nach Hause zu kommen. Manchmal habe ich kaum Messer und Gabel vor Schwäche anheben können."

Ein ähnlicher Fall ereignete sich in Liverpool. Ein Pastor wurde dreimal zu Untersuchungen der Bauchspeicheldrüse ins Krankenhaus geschickt, um eine Erklärung für seine extreme Schwäche zu finden. Aber man fand nichts. Doch ein einziges geistliches Gespräch befreite den Mann nicht nur von seinen Beschwerden, er nahm seinen geistlichen Dienst auch wieder mit ganzer Kraft auf.

Ein anderer großartiger Pastor, der nach weltlichen Maßstäben nicht gerade ein Intellektueller war, sollte vor einem eher dem höheren Bildungsstand angehörenden Publikum predigen. Er fühlte sich dieser Situation nicht gewachsen. Die Einflüsterungen des Teufels — Paulus sprach von den feurigen Pfeilen — trafen ihn morgens beim Aufwachen. Dies ist auch ein für die Diagnose wichtiger Punkt. In diesen Fällen geschieht es immer wieder, daß morgens beim Aufwachen die zerstörerischen Gedanken durch den Kopf schießen und dann den ganzen Tag vergällen.

Für die Diagnose ist es also wichtig zu wissen, daß solche Fälle auf medikamentöse Behandlung überhaupt nicht ansprechen, was immer man auch verabreicht. Das führt regelmäßig zur Verblüffung jener, die sich medizinisch oder psychiatrisch damit befassen.

Dämonische Besessenheit

Dann gibt es noch jene Fälle, bei denen man von einer regelrechten dämonischen Besessenheit ausgehen muß. Es gibt schon eine Reihe von Büchern, die sich mit diesem ernstzunehmenden Thema sehr gut auseinandersetzen. Es sei hier das ausgezeichnete Büchlein der Overseas Missionary Fellowship genannt, das unter dem Titel „The Roaring Lion" [Der brüllende Löwe] erschienen ist.[1] Ich kann es Ihnen zu Lektüre nur empfehlen, denn es gibt wirklich Auskunft. Dann gibt es noch das vielgelesene Buch „From Witchcraft to Christ" [Die Königin der schwarzen Hexen].[2] Eine Reihe von derartigen Fällen sind mir auch persönlich begegnet.

Worauf muß man in diesen Fällen bei der Diagnose achten? Gewöhnlich liegt bei dem Betreffenden eine Vergangenheit vor, in der es zu spiritistischen und okkulten Praktiken jeglicher Form gekommen ist. Es mag schon in der Kindheit gewesen sein oder im Jugendalter, daß solche Menschen mit dem Okkulten in Berührung gekommen sind und mit entsprechenden Phänomenen experimentiert haben. Aber auch das Experimentieren mit Drogen ist hierzu zu rechnen.

Ein eindeutiger diagnostischer Punkt ist, daß man eine gespaltene Persönlichkeit wahrnehmen kann. Es ist quasi noch eine zweite Person anwesend. Man sieht es am Gesicht, man hört es an der Stimme. Es ist eine unnatürliche und fremdartige Stimme, die oftmals von schrecklichen Gesichtsgrimassen begleitet wird. Das Normale und das Annormale steht in einem ständigen Wechsel. Dies ist ein wichtiger Punkt. Die betroffene Person kann in einem Augenblick noch ganz normal und gesprächsbereit sein. Doch dann kommt es plötzlich zu einer Veränderung. Die „andere" Person scheint das Zepter zu übernehmen. Solche Leute werden Ihnen mitteilen, daß sie Einflüsterungen und Stimmen wahrnehmen; manchmal entwickeln sie auch ungewöhnliche Kräfte und Fähigkeiten. Ich kannte einmal eine Frau, die in der Lage war, ein Gespräch in Schwedisch zu führen, obwohl sie diese Sprache niemals gelernt hatte.

Ein noch bedeutsamerer Hinweis ist die Reaktion auf den Namen unseres Herrn. Den Pastoren, die im Dienst mit solchen Fällen zu tun haben, empfehle ich immer, folgenden Satz auszusprechen: „Jesus Christus ist im Fleisch gekommen" und dann auf die Reaktion zu achten. Sprechen Sie mit diesen Menschen über das Blut Christi, und gewöhnlich werden Sie eine heftige Reaktion darauf feststellen.

---

[1] Robert Peterson, THE ROARING LION, Overseas Missionary Fellowship, 1968.

[2] Doreen Irvine, FROM WITCHCRAFT TO CHRIST, Concordia, 1973.

Anläßlich eines Predigtdienstes in einer Stadt erzählten mir die Pastoren und Ältesten von ihren Erfahrungen mit einem Mädchen aus dem Ort, das besessen war. Es ist wichtig, hier festzuhalten, daß sie Christ war. Unter bestimmten Umständen können Christen nämlich durchaus besessen werden. In diesem Vortrag spreche ich nämlich nur über Christen. Wenn wir den finsteren Mächten Tür und Tor öffnen, dann werden wir von ihnen besetzt. Christen halten oft entgegen: „Wie kann denn jemand, der mit dem Heiligen Geist gefüllt ist, besessen sein?" Dies kann man aber nur fragen, wenn man davon ausgeht, der Heilige Geist sei eine Flüssigkeit. Dieser Vergleich ist zwar populär, aber doch recht zweifelhaft. So wird oft die Illustration benutzt, daß ein Gefäß erst leer werden müsse, bevor es neu gefüllt werden könne. Doch das ist ein falsches Bild. Der heilige Geist ist nämlich eine Person. Worauf es allerdings ankommt, ist, daß wir uns seiner Herrschaft und seinen Anweisungen unterordnen und der bösen Macht keine Handhabe geben.

Nun aber zurück zu der Geschichte von dem jungen Mädchen. Ich hatte vorher am Telefon den Pastor und seine Ältesten angewiesen, nachdem sie für sich selbst um den Schutz des Herrn gebetet hätten, zu diesem Mädchen zu gehen und ihm zu erklären: „Nach unserer Auffassung wirst du von einem bösen Geist gequält. Möchtest du davon frei werden?" Würde es mit ja antworten, sollten sie wiederholt für das Mädchen beten und immer wieder den Satz aussprechen: „Jesus Christus ist im Fleisch gekommen." Sie sollten allerdings auf die Gegenreaktion gefaßt sein. Sie hatten es dann meiner Empfehlung entsprechend gemacht, und sie berichteten mir nun, was dabei herausgekommen war. Sie erzählten, daß sie gebetet hätten, und einer von ihnen habe den empfohlenen Satz gesprochen.

Das Mädchen habe mit aufgeschreckter Stimme geantwortet: „Jesus ist nicht im Fleisch gekommen." Es sei dann auf allen Vieren herumgekrochen und habe gebellt wie ein Hund. So seien sie sicher gewesen, auf dem richtigen Weg zu sein, und sie hätten umso ernster um die Befreiung gebetet. Einer von ihnen habe dann im Namen Christi dem Geist geboten, das Mädchen zu verlassen. Es sei ganz ruhig geworden und habe mit ruhiger Stimme gesagt: „Er ist weg." Ich hatte die

Freude, die junge Dame mit ihrem strahlenden Gesicht im Abendgottesdienst zu sehen.

Ich erinnere mich noch an die Umstände, als ich selbst mit solch einem Fall zu tun hatte. Als ich jenen Satz über den Herrn anwendete, fing die betroffene Frau an, mit einer so unwirklichen Stimme zu schreien, wie ich es niemals zuvor gehört hatte. Auch sie lief auf Händen und Füßen und gab ähnlich seltsame Laute von sich, bis sie ruhig wurde und von der Besessenheit befreit war. Sie blieb auf Dauer frei.

Verschiedene Ansätze zu Behandlung

Ich habe bisher vielleicht zu wenig Zeit darauf verwandt, Ihnen, so wie ich es vorhatte, ein paar Punkte zur Behandlung zu nennen. Handelt es sich um eine körperliche Erkrankung, dann werden Sie diese natürlich nach den besten medizinischen Maßstäben behandeln. Wenn etwas Dämonisches vorliegt, so fällt die Wahl der richtigen Behandlung nicht schwer. Man kann tatsächlich nichts weiter tun, als die göttliche Hilfe zum Austreiben des bösen Geistes in Anspruch zu nehmen. Sie werden vielleicht wissen, daß es einen exorzistischen Dienst in der Kirche von England gibt. Der verstorbene Bischof von Exeter hat ein Büchlein herausgegeben, in dem er nach meiner Meinung sehr gut zum Thema Stellung nimmt. Es vermittelt klipp und klar, was zu tun ist und was nicht. Wenn es sich lediglich um einen Fall von Belastung handelt, so wage ich die Prognose, daß man immer schon befreien kann, indem man mit der Bibel in der Hand miteinander spricht. Dies soll nicht heißen, daß es genügt, Bibelverse zu zitieren. Es müssen schon die Grundargumente der Bibel in bezug auf Erlösung, Berufung und Dienst in den Mittelpunkt gerückt werden.

Auch zur Psychosomatik ist noch etwas zu sagen. Ein psychosomatisch Erkrankter braucht seinen handfesten Beweis. Es hat gar keinen Wert, irgendwelche allgemeinen Versicherungen auszusprechen. Wenn z.B. ein Patient davon überzeugt ist, er habe Darmkrebs, so wird er Ihrem Wort nicht so ohne weiteres Glauben schenken. So kann man viel Zeit vergeuden. Solche Menschen brauchen den Beweis durch eine gründliche Untersuchung in der Röntgenabteilung. Zeigen Sie ihnen die Röntgenaufnahmen, und geben Sie ihnen damit die größtmögliche Sicherheit.

Aber auch beim „geistlichen" Fall ist ein detaillierter Nachweis nötig. Ich meine damit, daß man sehr genau sein muß, wenn die biblischen Argumente tragen sollen. Die Auffassung, mit einem Schulterklopfen sei es schon getan, kann eine echte Grausamkeit sein. Geduld tut not. Immer wieder wird es nötig sein, ein Argument mehr als einmal vorzubringen. Eine Vielzahl von Besuchen kann nötig werden, doch gerade dann heißt es, am Ball zu bleiben. Das gleiche gilt natürlich auch für die dämonische Belastung. Sie müssen dabei aus der Schrift argumentieren. Das verlangt aber, daß Sie Ihre Bibel gut kennen und daß Ihnen die entscheidenden Verse gläufig sein müssen, und Sie sollten wissen, wo sie stehen. Man wird Sie fragen: „Wo steht das denn in der Bibel." Wenn Sie das nicht wissen, dann ist Ihr Einfluß nur noch halb so groß.

Wie sieht es bei den psychischen Fällen aus? Ich kann hier nur auf ein paar Punkte eingehen. Viel wäre über die Lehre Freuds zu sagen, doch persönlich glaube ich, es ist besser, diese nicht zu berühren. Jedenfalls können wir Gott dankbar sein, daß diese Lehre offensichtlich auf dem Rückzug ist. Gleichzeitig bin ich sicher, daß die Anwendung chirurgischer Maßnahmen bei Geisteskrankheiten in keinem Fall gerechtfertigt ist. Ich war froh, neulich von einem Symposium zu hören, auf dem führende Psychiater und Chirurgen, die vormals Fürsprecher der Hirnchirurgie waren, davon Abstand genommen haben und offen aussprachen, daß sie so etwas nie wieder tun würden.

Religiöse Erfahrungen und Medikamente

Es gibt noch ein besonderes Problem, auf das einzugehen wäre. Was antworten wir jenen Christen, die behaupten, es sei eine Sünde, bei Geisteskrankheiten Medikamente zu nehmen? Ich bin mir hier meiner Antwort ganz sicher. Es ist wohl kaum sündiger, ein Medikament zu nehmen, das die Chemie des Gehirns wieder in Ordnung bringt, als die abnorme Produktion der Bauchspeicheldrüse durch Gaben von Insulin zu ersetzen. Wenn es rechtens ist, durch Insulin einen Ersatz für die Bauchspeicheldrüse anzubieten, warum sollte es dann falsch sein, Tabletten einzunehmen, die die Chemie des Gehirns positiv beeinflussen? Ich glaube, in uns allen muß die Vorstellung an Boden gewinnen, daß Geisteskrankheit etwas ist, was eine organische Basis hat. Sie ist chemisch erklärbar. Wir alle sind unbewußt so stark durch das Gedankengut Freuds geprägt, daß es an der Zeit ist, endlich davon frei zu werden. Es bleibt zu hoffen, daß die Zukunft im Fortschritt der klinischen Pharmakologie liegt.

Wenn wir Skeptiker davon überzeugt haben, daß das Einnehmen von Medikamenten keine Sünde ist, dann sind wir mit unserer Argumentation noch nicht fertig. Es gibt nämlich noch jene, die weiter fragen: „Wird nicht die Medikamenteneinnahme und die damit verbundene Erfahrung dazu führen, daß der Gedanke der Erlösung unterminiert und das göttliche Eingreifen wegargumentiert wird?"

Auch hierzu gibt es eine vollgültige Antwort. R.C. Zaehner ist Professor für östliche Religionen und Ethik in Oxford. Er hat das Buch geschrieben „Drugs, Mysticism and Make-Believe" [Drogen, Mystizismus und Illusionen].[1] Darin beweist er über jeden Zweifel erhaben, daß die Auswirkungen von Drogen und anderer mystischer Zustände sich kaum überlagern. Er zeigt auf, daß die Erfahrungen jener, die unter dem Einfluß von LSD stehen, nichts mit dem zu tun haben, was andere an religiösen Erfahrungen machen. Er geht sehr stark ins Detail, bietet viel Beweiskräftiges und führt an, was die einschlägige Literatur bestätigt.

Es gibt noch ein weiteres sehr bemerkenswertes Buch, das John Bowker 1973 geschrieben hat. Er ist Dozent am Corpus Christi College in Cambridge. Es heißt „The Sense of God" [Die Vernunft Gottes].[2] Es ist ein schwieriges Buch, aber doch sehr grundlegend. Im Kapitel „Die Physiologie des Gehirns und religiöse Erfahrung" beantwortet er unsere Frage sehr

---

1 R.C. Zaehner, DRUGS, MYSTICISM AND MAKE-BELIEVE, Collins, 1972.
2 John Bowker, THE SENSE OF GOD, Clarenden Press, 1973.

überzeugend. Er vertritt die These, daß das, was diese Drogen lösen, bereits vorhanden ist. Sie lassen nichts Neues entstehen. Sie machen vielmehr Gedankenvorgänge und Vorstellungen frei, die geistig schon vorhanden waren. Die Tatsache, daß unter dem Einfluß von Drogen Menschen religiöse Erfahrungen simulieren, welche denen ähneln, die zu religiösen Erweckungszeiten gemacht werden, ist noch lange kein Beweis dafür, daß Gott etwas damit zu tun hat.

Diese Erkenntnis wäre auch den Schriften Dr. William Sargants entgegenzuhalten. Im ganzen steht seine Argumentation auf sehr schwachen Füßen. Er glaubt, er würde schwächen, was Christus errungen hat, wenn er Drogen verabreicht und bestimmte Effekte damit erzielt.

Die schlichte Antwort darauf ist, daß alles, was wir erleben, sich im Gehirn und im Zentralnervensystem manifestieren muß. Es ist derselbe physiologische Mechanismus, der entweder auf eine echte Gotteserfahrung reagiert oder auf die Auswirkungen einer Drogeneinnahme. Sargant bringt lediglich vor, daß einige der körperlichen Reaktionen auf die zwei unterschiedlichen Erfahrungstypen doch für beide gleich seien. Das ist aber nichts Neues. Sargants Argumentation läuft im Grunde genommen auf folgendes hinaus: Weil die verschiedensten Kulte durch bestimmte Praktiken Erlebnisse hervorrufen können, müßten wir davon ausgehen, daß das, was bei den Erweckungen des 18. Jahrhunderts vor sich ging, gleicher Natur war.

Er behauptet mit anderen Worten, daß das Erlebnis selbst etwas über die dahinterstehende Ursache aussagt. Als Entgegnung nehmen wir ein Beispiel. Sie wissen sicher alle, was gemeint ist, wenn man sagt, ein junger Mann sei ganz verrückt nach einem Mädchen. Wenn man Sargants Argumentation folgt, würde man hinter dem entsprechend ausgelassenen Verhalten kein Objekt der Liebe vermuten, sondern schlicht und einfach feststellen, daß da jemand verrückt ist. Kann ich mich verständlich machen? „Verrückt vor Liebe" wäre nach Sargant ein Fall von Irrsinn, denn jemand, der verrückt nach jemand ist, benimmt sich auch wie ein Verrückter. Die Reaktionen ähneln sich: Derjenige springt herum, wirft den Hut in die Luft und lächelt jeden freundlich an. Folgen wir Sargants Gedanken, kämen wir gar nicht darauf, daß hinter diesem Verhalten eine liebenswerte Person verborgen ist. Dieser hüpfende Mann wäre einfach verrückt!

Dies ist auch jenen eine Entgegnung, die glauben, daß die Erlebnisse eines LSD-Rausches schon Argument genug gegen echtes religiöses Erleben seien. Hier noch einmal John Barker: „Es ist noch sehr wenig über die Neurophysiologie des Gehirns bekannt. Aber auch das allgemeine Wirkprinzip neurophysiopharmakologischer Mittel ist noch ein wenig erforschtes Gebiet." Das ist schweres Geschütz! Er fährt dann fort: „Es wird jetzt deutlich, daß wir Erlebnisse, die durch LSD herbeigeführt werden, und religiöses Erleben nicht voneinander unterscheiden können. Damit ist gleichzeitig gesagt, daß wir rein gar nichts über die Existenz Gottes erfahren, selbst wenn wir Drogen konsumieren oder Menschen bei Sektenveranstaltungen in höchste Erregung versetzen."

Doch das Christentum gründet sich nicht auf Erfahrungen, es basiert vielmehr auf objektiven, externen Fakten. Dies muß im Auge behalten werden, denn selbst so manch ein Bruder aus dem evangelikalen Lager hat an diesem Punkt schon nachgegeben. Ich erinnere mich noch an eine Pastorenkonferenz, als eine heftige Diskussion entbrannte und einer der Pastoren plötzlich aufstand und rief: „Was auch immer hier behauptet wird, meine Erfahrungen kann mir keiner nehmen!"

Ich gab ihm zu bedenken: „Mein lieber Bruder, Sie berauben sich Ihres sicheren Standes, wenn Sie für Ihren Glauben nur mit eigenen Erlebnissen kämpfen."

Unser Glaube gründet sich auf objektive Wahrheiten und Tatsachen, auf die Erfüllung von Prophetie und auf das Faktum einer bestehenden Gemeinschaft der Heiligen. Natürlich untermauern unsere Erlebnisse und Erfahrungen jene Wahrheiten, doch unser Glaube ist nicht von ihnen abhängig. Das, was wir heute über unser Thema wissen, kann unseren Standpunkt nur festigen. Wenn uns nämlich die Drogenkonsumenten berichten, was sie erleben, so macht uns das nur allzu deutlich, wie unbedeutend unser Einblick in die Neurophysiologie, in die Arbeitsweise des Gehirns ist. Was jene erleben, kann deswegen unsere Position keineswegs erschüttern.

Wir können deshalb mit einiger Sicherheit jenen entgegenhalten, die von der Sündigkeit einer medikamentösen Beeinflussung des Gehirns ausgehen, daß immer dann, wenn sich die Drogengabe als wertvoll erwiesen hat, man diese Möglichkeit mit Danksagung entgegennehmen kann. Alles in der Natur und in der wissenschaftlichen Erkenntnis ist Gabe Gottes, und es sollte zu seiner Ehre eingesetzt werden. Der Mensch ist wundervoll gemacht, und um uns herum existiert vieles, was Gott in seiner Liebe und Freundlichkeit bereitet hat, damit wir es nutzen können. Diese Dinge anzunehmen und zu benutzen, tut unserer Erlösung keinen Abbruch.

Ein letztes Wort

Mit meinem Schlußwort will ich dazu aufrufen, allem aus dem Wege zu gehen, was sich im Endeffekt nur wieder als Modeerscheinung oder neue Welle erweist. Es besteht ein großer Bedarf an Ausgewogenheit, so wie wir sie in der Schrift vorfinden. Der Apostel Paulus legt uns ans Herz: „... prüft aber alles, das Gute haltet fest!" Und Johannes mahnt uns zur Umsicht, daß wir die Geister prüfen sollen (s. Johannes 4.1). Es ist deshalb von größter Wichtigkeit, daß wir die Nöte einer jeden betrübten Seele, die unsere Hilfe sucht, richtig einschätzen. Die Diagnose muß von der biblischen Sicht des Menschen getragen sein, die ihn entweder als Sünder oder als wiedergeborenes Wesen sieht. Jede Hilfe kommt aus der Bibel, deshalb ist sie auch unserer größten Aufmerksamkeit wert. Wenden wir sie an mit Weisheit und Geduld.

Wer hat ihr etwas entgegenzusetzen?[1]

---

[1] Das Originalreferat endet als Wiederholung der Seiten 82-92 dieser deutschen Ausgabe. Bitte dort studieren.

ANHANG

DAS GESETZ — DIE LEBENSORDNUNG GOTTES

Die folgenden Notizen sind anläßlich einer Gesprächsrunde über die heutige Bedeutung der Moralgesetze des Alten Testaments von einem Teilnehmer aufgezeichnet worden. Durch sie wird so recht deutlich, wie Dr. Lloyd-Jones dachte und lehrte.

1. Ein Wort zum Anfang

Zunächst gilt es, einige jener Irrtümer über Bord zu werfen, die zu diesem Thema entstanden sind. Besonders über Absicht und Gültigkeit des am Sinai gegebenen Gesetzes müssen wir uns im klaren sein. Hebräisch heißt dieses Gesetz „Torah" [Weisung], und nachzulesen ist es ab 2. Mose 20 in allen Mosebüchern. Aber nicht nur das Gesetz, sondern auch dessen neutestamentliches Gegenstück, die Bergpredigt, muß richtig eingeordnet werden (Matthäus 5.7ff).[1]

2. Mißverständnisse

Vier Punkte sind es, zu denen immer wieder falsche Vorstellungen auftauchen.

a) Das Gesetz vom Sinai wird so gesehen, als gelte es allein für Israel und sei für andere Völker gestern und heute ohne Bedeutung.

---

[1] Zum Thema vom gleichen Autor erschienen: STUDIES IN THE SERMON ON THE MOUNT, Inter-Varsity, 1976.

b) Im Gegenteil dazu interpretiert man die Bergpredigt mit den Seligpreisungen als ein Wort an die ganze Welt.
c) Andere wieder teilen die Heilsgeschichte in sogenannte „Haushaltungen" ein und erwarten erst in einem zukünftigen, vollendeten Reich Gottes das wahre Gültigwerden der Bergpredigt.
d) Ein Mißverständnis aber, das regelrecht zerstörerisch wirkt, entspringt dem Denken der modernen Theologen, die zwar noch an der ethischen Nachwirkung der Bergpredigt festhalten, deren konkrete Lehre aber nicht mehr gelten lassen. Doch so wie die Bibel zum Thema spricht, ist die Ethik eindeutig nur ein Produkt der Lehre selbst.

3. Irrtümer zur Person

a) Mose wird oft dafür gerühmt (besonders in Medizinerkreisen), daß er der beste Sachwalter einer Gesundheitsfürsorge für das ganze Volk war. Bringt man aber den Gott des Mose ins Gespräch, so sieht man in diesem nichts weiter als eine Stammesgottheit.
b) Nicht anders geht man mit Jesus von Nazareth um. Man bejubelt ihn zwar als weisesten Lehrer, als den größten Propheten aller Zeiten. Seine Sprüche und „Maxime" sind zwar eine unerschöpfliche Quelle für geflügelte Worte. Doch sobald Jesus vom Zweck seines Kommens und vom erhabenen Ziel seines Lebens spricht, scheint dies auf einem ganz anderen Blatt zu stehen. In die Lehre will man sich nicht allzusehr vertiefen.

4. Zwei Dinge, die auseinanderzuhalten sind

a) Gottes Moralgesetz ist dauerhaft und allgemeingültig. Bei Adam war es schon gegenwärtig; den Patriarchen galt es, und bis zum Ende der Menschheit wird es nicht vergehen. Auch nach dem Fall im Paradies behielt Adam es im Herzen als Teil des nun verunstalteten Abbildes Gottes. Spuren des ursprünglichen Moralgesetzes Gottes finden sich immer noch im Herzen des Menschen. Er muß damit Frieden schließen, wenn er nicht, wie Paulus sagt, „die Wahrheit durch Ungerechtigkeit niederhalten" will, bis das Gewissen endgültig zugrundegegangen ist.

b) Das Gesetz vom Sinai, obwohl ursprünglich dem Volk Israel gegeben, verkörpert für alle Zeiten den Charakter Gottes, und es ist nach Paulus' Worten „heilig, gerecht und gut" für den Menschen. In ihm sind die Grundprinzipien des Moralgesetzes in Worte gefaßt. („Das Gesetz" besteht nicht nur aus den Zehn Geboten wie sie in 2. Mose 20 stehen, sondern es tritt mit seinen Prinzipien und in der Anwendung überall in den fünf Büchern Mose in Erscheinung.)

Der kritische Punkt in der Geschichte des Moralgesetzes war erreicht, als durch den Neuen Bund der große Wandel vollzogen war, der durch Leben, Tod und Auferstehung Christi möglich wurde. Er selbst lebte und starb noch unter dem Gesetz. Doch dieser Umschwung sollte Folgen haben.

5. Mißbrauch von Teilen des Gesetzes.

a) Das *politische Gesetz* der Juden endete, als Israel mit der Zerstörung Jerusalems im Jahre 70 n. Chr. seine Nationalstaatlichkeit verlor.

b) Das *Zeremonialgesetz* der Juden endete, als Christus sein endgültiges Opfer für die Sünde gebracht hatte und damit Tieropfer nicht mehr nötig waren.

c) Das *Moralgesetz* aber, wie es z.B. in den Zehn Geboten Gesetzestext wurde, blieb in Kraft. Unser Herr erklärte ausdrücklich, daß er nicht gekommen sei, das Gesetz aufzulösen, sondern, es zu erfüllen. Vor allem sollte es nun im Neuen Bund möglich werden, es zu halten.

Es ist also von einiger Bedeutung zu erkennen, wie die Apostel die Beziehung zwischen dem zeitlosen und universalen Moralgesetz des Alten Bundes und der am Vorabend des Neuen Bundes gegebenen Bergpredigt einordneten.

6. Die Bedeutung der Berpredigt

a) Die Führer Israels, die Pharisäer und Sadduzäer, sahen in der Torah etwas, was außerhalb ihrer selbst existierte und was minuziös zu befolgen war wie ein Gesetzestext. Die Bergpredigt dagegen hat eine ganz andere Perspektive. Bei jedem Punkt geht sie den Dingen auf den Grund. Sie spricht des Jüngers Herzenshaltung Gott und dem Nächsten gegenüber an, aber auch seine Motive. Nach den Worten Jeremias sagt Gott im Hinblick auf den Neuen Bund: „Ich werde mein Gesetz in ihr Inneres legen und werde es auf ihr Herz schreiben" (Jeremia 31.33).

b) Wenn unser Herr in seiner Predigt immer wieder nachdrücklich einfügt „... ich aber sage euch ...", so will er damit keineswegs das zeitlose Moralgesetz außer Kraft setzen. Vielmehr hebt er damit hervor, daß für Gott die Motive und die Herzenshaltung eine Rolle spielen. „Denn der Mensch sieht, was vor Augen ist, aber der Herr sieht das Herz an" (1. Samuel 16.7).

c) Unser Herr knüpft damit an jene Zeit an, da das Moralgesetz sich noch vollgültig als Abbild Gottes in den Herzen der Menschen widerspiegelte. Alles, was Jesus jetzt will, ist, daß das Gesetz Gottes ganz neu in den Herzen der Kinder Gottes seinen Niederschlag findet, daß sie eine neue Wesensart mit der Wiedergeburt empfangen.

d) Es muß klar gesehen werden, daß die zweite Gesetzestafel mit den sechs Geboten, die den Umgang mit dem Nächsten behandeln, zusammen mit der ersten Tafel gegeben wurde. Diese erste Tafel befaßt sich mit den Pflichten Gott gegenüber. Gleicherweise beruht auch der zweite Abschnitt der Bergpredigt, der die Nächstenliebe zum Thema hat, auf dem Wort: „Du sollst lieben den Herr, deinen Gott, von ganzem Herzen, von ganzer Seele und mit all deinem Verstand."

Das, was das Moralgesetz in Geboten und Bergpredigt fordert, sollte auf keinen Fall von seinem Geber losgelöst werden.

e) Das heißt also, daß die Forderungen der Bergpredigt nicht von dem zu trennen sind, was das Neue Testament über die Erneuerung des Herzens, über die Reinigung der Motive und eine neue Dynamik zu sagen hat. Gehorsam erfordert die Gegenwart und das Wirken des Heiligen Geistes, indem dieser wiederherstellt, reinigt und befähigt.

f) Es ist klar (und viele wohlmeinende Zeitgenossen werden dem zustimmen), daß das, was die zweite Gesetzestafel und deren neutestamentliche Parallele in der Bergpredigt beabsichtigt, dem Leben in der Gemeinschaft nur förderlich ist. Und doch kann die neutestamentliche Ethik nicht auf die ganze Menschheit angewendet werden, selbst im Detail nicht. Diese Predigt ist eindeutig an die Jünger gerichtet, und sie steht im Zusammenhang mit der Lehre des ganzen Neuen Testaments. So großartig sie auch mit all dem, was sie der Menscheit Gutes tun könnte, sein mag, so ist sie sowohl in Theorie als auch in Praxis in die Grundlehren des Neuen Testaments eingebettet.

7. Die Allgemeingültigkeit der Bergpredigt

a) Viele Menschen, besonders Juden, Katholiken und bis zu einem gewissen Maß Muslime, werden zustimmen, das die zweite Gesetzestafel sich günstig auf das Miteinander in der Gesellschaft auswirkt.

Selbst bei primitiven Gesellschaften mögen Reste des Moralgesetzes in den Herzen der Menschen versteckt sein. Doch trotz seiner Allgemeingültigkeit ist es doch, um wirksam zu werden, auf die ursprüngliche Einbindung in das Gehorsamsverhältnis zu Gott angewiesen. Die zweite Gesetzestafel kann nicht vollgültig ohne den auf der ersten Tafel geforderten Gottesgehorsam angewendet werden.

b) Wie kann man dies nun dem Nichtchristen verständlich machen? Eine Person des öffentlichen Lebens sagte neulich im Fernsehen, sie halte an der Ethik des Christentums fest, doch von seinen Lehren habe sie sich gelöst. Ist denn das überhaupt möglich?

Zunächst ist dazu festzuhalten, daß ein Mensch sich nicht richtig selbst einschätzen kann, es sei denn, er sieht sich so, wie Gott ihn sieht. Wenn er beim Versuch zusammenbricht, ohne Gott die Forderungen der zweiten Gesetzestafel zu erfüllen, so erkennt er die wahre Ursache seiner Schwäche und seines Versagens nicht. Was letztlich fehlt, ist die Gotteserkenntnis und ein Leben im Lichte der ersten Tafel.

c) Emil Brunner sieht es in seinem Buch „Der göttliche Imperativ" so: „Unsere Großväter standen noch mit beiden Beinen auf dem Boden des Christentums, indem sie an beiden Gesetzestafel und an beiden Teilen der Bergpredigt festhielten. Deren Söhne suchten noch, sich die zweite Tafel mit ihren segensreichen Auswirkungen zu erhalten, während sie die erste unbemerkt aus den Händen gleiten ließen. Dabei dachten die Väter, sie könnten die Ethik ohne die Lehre weitergeben. Doch die Enkel haben inzwischen sowohl die Ethik als auch die Lehre verloren."

d) Die Evangelikalen des viktorianischen Zeitalters hatten eine Schwäche, die ihre Ratlosigkeit umso schlimmer machte. Zwar glaubten sie, was die Bibel lehrt; auch war es ihr Anliegen, mit möglichst geeigneten Maßnahmen das Böse in jeder Form zu besiegen, doch begingen sie den Fehler, daß sie jede Erscheinungsform des Bösen ohne eine Gesamtstrategie in Einzelangriffen angingen. So kam es, daß sie Gesellschaften für Alkoholkranke gründeten und wieder andere Organisationen für jedes denkbare Übel. Aber man kann eben nicht jede einzelne Sünde im Zuge einer nationalen Besserungsaktion getrennt bekämpfen. Die ganze Strategie war unwirksam, denn man lenkte gerade die Menschen von der so grundlegenden, von innen kommenden Motivation ab. Ganz im Gegensatz dazu zielten die Erweckungen des 18. und 19. Jahrhunderts unmittelbar auf die zentrale Lehre. John Wesley rief seine Anhänger dazu auf, doch gleich den Kopf der Schlange zu treffen, alles weitere käme dann ganz von allein. Als die Menschen von echter christlicher Bekehrung und innerer Erneuerung zutiefst bewegt waren, konnte man beobachten, wie Sünde beim einzelnen und im öffentlichen Leben abnahm. Die Lehre ist also die unverzichtbare Quelle für eine dynamische Ethik.

e) Paulus sprach ganz konkret über den ewigen Einfluß des Moralgesetzes auf das Herz des Menschen. In Römer 2.15 schreibt er vom Werk des Gesetzes, daß es „... in ihre Herzen geschrieben ist, indem ... ihre Gedanken sich untereinander anklagen oder auch entschuldigen." Und er erklärt weiter, daß nicht nur die Juden, sondern auch die Heiden das Gesetz in ihren Herzen tragen. Wir können zwar auf jene schriftliche Fixierung auf der zweiten Gesetzestafel hinweisen, als das, was zu befolgen ist, doch woher soll die nötige Motivation zum Gehorsam kommen? Aber gerade hier ist die Lehre unseres Herrn konkret und eindeutig. Um den Forderungen der Bergpredigt genügen zu können, ist ein neues Herz, eine neue Motivation und eine neue Lebensdynamik nötig. All das ist Produkt jenes großen Wortes: „Du sollst lieben den Herrn, deinen Gott, von ganzem Herzen, mit ganzer Seele und mit deinem ganzen Verstand."

Wir wollen nun die Frage stellen, inwieweit die „Naturgesetze" für das verantwortliche Handeln des Menschen von Bedeutung sind. Diesen Begriff müssen wir sehr genau definieren, denn häufig wird er in unterschiedlichen Bedeutungen gebraucht. Aus dem Zusammenhang gerissen, kann es deshalb zu Mißverständnissen kommen.

8. Die Naturgesetze

a) In der Moderne wird der Begriff „Naturgesetz" in erster Linie im Zusammenhang mit der Physik gebraucht. Die Lehre, daß der Mensch erst im Aufgehen in der Gesellschaft sinnerfüllt leben könne, und auch die Lehren von Darwin und Marx haben versucht, eine diesen physikalischen Gesetzen gemäße Ethik zu entwickeln und in der sozialen Sphäre anzusiedeln. Aber in der älteren Theologie gebrauchte man diesen Begriff für den gemeinsamen Nenner der Ethik, die nach dem Fall Anliegen und Aufgabe des Menschen geworden war. Augustinus glaubte, daß das „Abbild Gottes" so sehr in Mitleidenschaft gezogen worden sei, daß die verbleibende Gotteserkenntnis und das Bewußtsein einer moralischen Verpflichtung nur noch in Resten vorhanden sei. Es sei deshalb göttliche Offenbarung und Gnade nötig, bevor Vernunft und moralische Verantwortlichkeit zum Zuge kommen könnten. Die mittelalterliche Kirche folgte Thomas von Aquin. Er sprach vom Naturgesetz in einem besonderen Sinn, indem er sich an Aristoteles anlehnte. Für ihn war das „Abbild Gottes" im Menschen viel weniger zerstört als für Augustinus. Folglich

war für ihn der Mensch sehr wohl imstande, auch ohne Hilfe, nur aufgrund seiner Vernunft mit einem moralischen Verantwortungsbewußtsein zu leben. Offenbarung und Gnade seien lediglich als zusätzliches Korrektiv nötig.
b) Die Bibel, besonders in Römer 2 und im Judasbrief, spricht von einem Gesetz in der Natur des Menschen, also von einem „Naturgesetz", das so weit vorhanden ist, wie in ihm noch ein Rest vom „Abbild Gottes" überlebt hat. Dieser Rest tritt dort in Erscheinung, wo der Mensch eine Gottesahnung und ein sich meldendes Gewissen hat. Wenn der Mensch versucht, dem zu entkommen, so wird das Gewissen immer noch gegen Ungerechtigkeit und andere Übel Protest einlegen, bis es irgendwann gewaltsam zum Schweigen gebracht wird.
c) Dieses Urgesetz im Herzen des Menschen ist eine Grundform des Moralgesetzes, denn das Moralgesetz schließt in sich alles ein, was Gott grundsätzlich in des Menschen Herz gelegt hat. Auf dieser Basis argumentiert Paulus in Römer 2. Wenn er den „neuen und lebendigen" Weg des Evangeliums aufzeigt, dann geht es ihm sehr stark darum, herauszustellen, daß das Evangelium sowohl für Juden als auch für Heiden von Wert und Segen ist. Zu diesem Zweck führt er uns vor Augen, daß der Jude einen ausformulierten Gesetzestext vorliegen hat, während der Heide eben dieses Gesetz in nicht kodifizierter Form in seinem Gewissen trägt. Doch beiden gelingt es nicht, es zu halten, sie brechen es fortwährend. Deswegen ist das Evangelium so nötig und segensreich.
d) In der vergleichenden Religionswissenschaft hört man immer wieder, daß jene Grundprinzipien in den Herzen der Menschen nicht erst durch Gott in Form eines geschriebenen Gesetzes an Mose ergangen sein konnten, weil eine Reihe von Elementen dieses Gesetzes auch unter den primitiven Völkern bereits vorzufinden war. Man geht vielmehr davon aus, daß die Juden ein besonderes Gefühl für Religiosität hatten und Mose als einer ihrer Hauptpropheten lediglich für das jüdische Gesetz aufbereitete, was beim primitiven Menschen schon vorhanden war. Glauben wir aber der Bibel, so müssen wir daran festhalten, daß beide Formen des Moralgesetzes von Gott kamen: das vom Fall des Menschen übriggebliebene innere Regen des Herzens der heidnischen Völker und der Gesetzeskodex vom Sinai.

9. Die Bergpredigt und die Motivation

a) Wir müssen uns einmal klarmachen, daß das Moralgesetz sagt: „Du sollst nicht morden." Hier ist eine fast technische Unterscheidung zur Tätigkeit des Tötens vorzunehmen. In unserem Zusammenhang wird nämlich fast immer vom Töten gesprochen. Das aber wurde leider immer wieder zur Aufrechterhaltung der allgemeinen Ordnung nötig. Die Fragen zu Pazifismus und Euthanasie sind kein Diskussionsgegenstand, wenn es um Mord geht; diese Probleme gehören vielmehr in eine Erörterng der Bergpredigt.
b) Aber nicht nur diese Unterscheidung muß vorgenommen werden, wenn die Bergpredigt ausgelegt werden soll; es kommen weitere hinzu. Die Bergpredigt ist ein Wort, das nach den Motiven fragt. Sie fragt, ob jemand von Herzen haßt, denn das wäre die Saat, die zum Mord erst führt. So geht es durch die ganze Predigt hindurch. Unsere Aufmerksamkeit müssen wir also auf die dargestellten Motive und auf den Zusammenhang richten. Fragen nach dem Richtig oder Falsch vieler moderner Rechtsprobleme oder Fragen zur medizinischer Ethik dürfen nicht an die Bergpredigt gestellt werden, ohne daß man das jeweilige Gedankenumfeld genauestens ergründet.
c) Die Pharisäer und Sadduzäer waren tatsächlich davon überzeugt, daß sie das Moralgesetz hielten. Einige von ihnen brüsteten sich sogar damit. Ihre Interpretation des Gesetzes war, wie sich durch Jesus herausstellte, falsch. Er fragte nämlich: „Wer von euch benutzt denn nicht auch einmal das Wort ‚Idiot!'? Wer von euch weiß nicht, was Lüsternheit bedeutet?" Und dann ging er daran aufzuzeigen, daß all das schon Gesetzesübertretungen sind, denn sie stehen am Anfang von Mord und Ehebruch. Diese religiösen Leute hatten das Gesetz in ein System mechanisch zu befolgender Gewohnheiten umgedeutet und dabei übersehen, daß die Motive das Eigentliche sind.
d) Worauf es also ankommt, ist, daß alle Menschen vor Gott in der Verantwortung stehen und deshalb versuchen sollen, das Ihre beizutragen. Dies gilt sowohl für jene, die die unformulierten Reste des Moralgesetzes im Herzen tragen, als auch für die, welche die Kodifizierung in Form der zweiten sinaitischen Gesetzestafel besitzen. Paulus läßt keinen Zweifel an

diesen Tatsachen. Die Christen aber sollten mit Eifer darangehen, die Bergpredigt in die Praxis umzusetzen, denn sie besitzen sowohl die erste Gesetzestafel und damit Gott selbst, als auch das Evangelium vom Neuen Bund. Ihre Motivation und Lebenskraft ist die Liebe zu Gott und der Dienst für ihn. Beides lebt nur mit Hilfe des Heiligen Geistes.

Zusammenfassung

Als Gedächtnisstütze hier noch einmal die Hauptaussagen zusammengefaßt:

1. Die Bergpredigt gilt vollständig nur den Christen. Sie setzt Wiederherstellung und eine neue Motivation voraus. Beides erwächst aus der Liebe zu Gott und aus der Hingabe in seinen Diensten.

2. Es gibt sicher viele Menschen, die bereit sind, sich den allgemeinen Bestimmungen der zweiten Gesetzestafel und den ethischen Zielen der Bergpredigt unterzuordnen. Wenn man das erzwingen könnte, so wäre dies sicher sehr heilsam für jedes Gemeinwesen. Jeder Gesetzgeber wäre froh darüber.

3. Man muß immer wieder darauf hinweisen, daß der Mensch mit der Ethik der Bergpredigt allein nichts anzufangen weiß, wenn er nicht die dazugehörende Lehre mit ihrer Verwurzelung in der Liebe Gottes wahrhaben will.

4. Heute, wo Recht und Ordnung zusammenbrechen und das Leben in der Gemeinschaft ständig in Frage gestellt wird, fürchten selbst die überzeugtesten Materialisten unter den Politikern das wachsende Vakuum. Vielleicht gelingt es, ihnen klarzumachen, daß die ideale Ethik für ein Gemeinwesen, auf der Berpredigt fußend, in einer wahrhaft christlichen Gesellschaft entwickelt wird. Doch gleichzeitig muß eben auch verstanden werden, daß segensreiche Resultate dann nicht erreicht werden, wenn die Kontrolle durch die erste Tafel nicht gegeben ist. Auf ihr heißt es aber: „Ihr sollt keine anderen Götter haben neben mir!" Genausowenig darf die Basis des Neuen Bundes übersehen werden, wie sie in der Bergpredigt dargelegt ist.

5. Überall kann man heute Teilnahmslosigkeit, Interessen-